奇效 5：2 轻断食

[英] 凯特·哈里森（Kate Harrison）◎ 著

蔡保学　伍文韬 ◎ 译

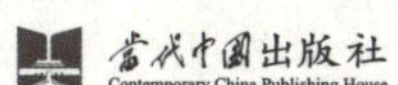
当代中国出版社
Contemporary China Publishing House

图书在版编目（CIP）数据

奇效5：2轻断食 / （英）凯特·哈里森著；蔡保学　伍文韬译．—北京：当代中国出版社，2014.7

ISBN 978-7-5154-0454-7

Ⅰ．①奇… Ⅱ．①凯… ②蔡… ③伍… Ⅲ．①减肥－方法 Ⅳ．① R161

中国版本图书馆 CIP 数据核字 (2014) 第 088018 号

版权合同登记号　图字：01-2014-3616

奇效 5：2 轻断食

[英]凯特·哈里森　著　　蔡保学　伍文韬　译

出 版 人　周五一
执行策划　黄　河　桂　林　任小平
责任编辑　任小平　李　森
特约编辑　桂凤英
装帧设计　李婉琳　张　英
出版发行　当代中国出版社
地　　址　北京市地安门西大街旌勇里 8 号
网　　址　http://www.ddzg.net　邮箱：ddzgcbs@sina.com
邮政编码　100009
编 辑 部　(010) 66572264　66572154　66572132
市 场 部　(010) 66572281 或 66572155/56/57/58/59 转
印　　刷　深圳市东亚彩色印刷包装有限公司
开　　本　787 × 1092 毫米　1/16
印　　张　13 印张　150 千字
版　　次　2014 年 7 月第 1 版
印　　次　2014 年 7 月第 1 次印刷
定　　价　35.00 元

致中国读者信

To readers in China,

I am so excited that this book is coming out in China, where I know people are open to new ideas! I've found the 5:2 approach to health so exciting and life-changing – I hope you do, too!

With warmest wishes,

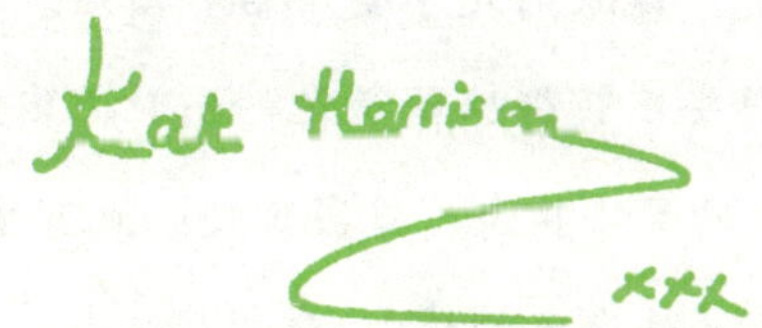

亲爱的读者：

2009 年我很幸运地到访过中国。其间与人打交道的经历，让我见识到中国读者对新思想的开放态度。希望你能在《奇效 5∶2 轻断食》一书中找到适合你的健康饮食方法，体验我曾有过的惊喜改变！

祝你有段奇妙的 5∶2 轻断食之旅！

凯特 · 哈里森

The 5:2 Diet Book

推荐序 I

把握美食与健康的天平

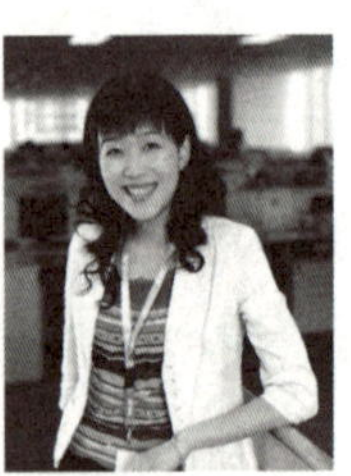

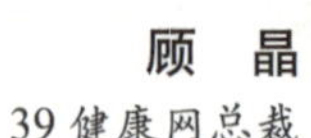

顾　晶
39 健康网总裁

美食是一种生活享受，健康则是享受生活的基石。面对琳琅满目的现代美食，想要在获得味蕾满足的同时，依然保持正常的体重并维系健康的身体状态，着实需要一点智慧。

假如用最简单的语言总结当中的核心，我想应该是“度”，张弛有度的度。

现代佳肴改良了世界各地的美食，酸甜苦辣咸无所不尽其极，让很多人在大快朵颐中，不知不觉饮食过度，打破了身体固有的平衡。或许你会发现，身边发福的人越来越多，糖尿病、高血脂等慢性病发病率越来越高。“减肥”悄然流行，成为一种时尚。

然而结果大多不尽如人意，根据调查数据显示，声称要减肥的人 75% 以失败告终，超过 63% 反复减肥 5 次以上。

很多人想减肥而不得要领，减肥过度或者苦于终日对美食的克制，一旦恢复饮食体重便无情反弹。

“鱼，我所欲也，熊掌，亦我所欲也；二者不可得兼，舍鱼而取熊掌者也。”在面对美食与健康的取舍时，人们常用孟子名言聊以自慰，而这也让很多人陷入“非此即彼”的误区。

美食与健康，真的不可兼得吗？未必。

本书“轻断食”的理念精髓便在于张弛有度、收放自如。每周花一两天的时间，清淡少食，给肠胃放个假，为身体排毒的同时，更讲究食物搭配、营养平衡和血糖控制。取鱼却不必舍熊掌，很适合喜爱美食却无法通过“吃动平衡”来维持健康体重的朋友。

站在美食与健康的天平两端，一张一弛，取舍随心，还原生活本该有的闲适随意，愿你我健康共享。

The 5:2 Diet Book

推荐序II

真正有效的革命性断食法

王雷军
中国营养学会会员
国家一级营养师
新浪微博：@王雷军一级营养师

说这本书是“革命性断食法”一点也不为过：革胡吃海塞之命，革无良减肥法之命。

说到“断食”，一定有人会跳出来反对，不过这里的“断食”可不是不吃任何食物，这样你们就放心了吧？如果你还有戒心，那么我建议出版社把书名改成《奇效5：2体重控制法》好了。

民以食为天！怎可“断了我的食”？实乃“你吃多了”！本书只是教你“如何应对现状调整饮食”而已。

当我第一次看到《奇效5：2轻断食》书稿时，甚是兴奋。当国内大部分健康工作者还停留在科普宣教的阶段，国外的同行们已在“既有实践又有理论”地推广简单易行且极具可操作性的“享瘦健康”法。这与我和我的同事们这些年所推行的体重控制法虽然异曲同工，但还是比我们走得更好更快。

轻断食的目的是根据我们的工作生活状态，改善相对应的饮食方案，以符合身体的基本营养需要，避免过度摄入“不良”食物，加重身体代谢负担及出现慢性疾病。

我们在做体重控制的时候关注：

(1) 保持健康需要维持一定体重，一味地减重并不健康。

(2) 体重达标时，还应参考以下指标：如肌肉脂肪的比例，上臂围、胸围、腰臀比例，以及体格类型等。

(3) 体重超标时，就要看饮食是否高热能、高脂肪、高糖、低膳食纤维；是否不以“鲜活食物”为主，大量进食加工性食物；是否摄取的食物或生活环境受到重金属污染；是否基本不运动。

(4) 其他不良生活方式，包括情绪、运动、睡眠等，应特别关注上班时的饮食和周末放假的饮食差别。

大部分上班族工作那5天，早上宁愿睡觉也不愿做早餐，有人甚至干脆不吃早餐，中午、晚上更是随便对付，只等周末来临拼命吃个够。上班消耗多反而吃得少，周末消耗少反而吃得多，这种做法无疑是在损害健康。你正在阅读的这本《奇效5∶2轻断食》将为你矫正不正确的做法。

阅读完《奇效5∶2轻断食》，相信你愿意按照此书的方法去操作。借此机会，我想给你提几个建议：

(1) 首选鲜活的食材，尽量少吃或不吃工业加工性食品。

(2) 保持良好的生活方式，特别是良好的情绪、适量的运动、充足的睡眠、均衡的饮食。

(3) 买一台循环研磨食物调理机，自己调理或加工新鲜食物。

(4) 参加到“奇效 5：2 轻断食”QQ 群和微信沙龙组，与大家一起交流经验。

(5) 成为“奇效 5：2 轻断食”推广志愿者，把健康带给更多的朋友。

(6) 慢性疾病患者，可以寻求专业营养师为你指导奇效 5：2 轻断食。

好评推荐

杨　娟　中国十佳营养师

刚开始看到《奇效5:2轻断食》中有“断食”二字，心生抵触，因为我不认同断食减肥。但读完内容后发现，这本书讲的并不是一味断食，它介绍了很多轻断食期间的科学合理的饮食方法，而且相信大家按照此方法长期坚持就会有显著效果。愿大家都有好的生活方式，都有一个好身材！

Super Glammy　轻松生活的绝妙圣经！

《奇效5:2轻断食》不仅是一本减肥书，而且是一本关于轻松生活的绝妙圣经！在2周多的时间里，我就瘦了3.6公斤。更重要的是，我感觉很棒、很轻松！非常感谢凯特！

Norma Plume　不仅仅为减肥者而写

《奇效5:2轻断食》活泼、风趣、内容丰富，包括了很多过来人的经验和实用建议，但最让我感兴趣的是这种断食法带来的健康益处。并不是每个人都愿意或需要减肥，但大家都想远离糖尿病、癌症、痴呆症。正如凯特所说，现代人已经跟食物形成了一种非常奇怪的关系。这本《奇效5:2轻断食》会指导读者平衡身体和食物的关系，它不仅仅为减肥者而写。

Sheena Ramsay 效果显著，还易坚持

我按照《奇效5:2轻断食》的方法坚持了3周，已经瘦了4.5公斤。断食日只摄入500卡热量有点困难，但让人欣慰的是，其他日子可以正常吃喝，这比每周7天都节食容易坚持多了。

Kezza 断食圣经书

《奇效5:2轻断食》改变了我的生活！自从14岁起，我的体重就一直居高不下。我试过各种断食法，每次只减掉一点点，马上就反弹，而且比之前还胖。我去年在电视上看过5:2轻断食的纪录片，虽然当时接受了这个理念，但没有找到更多信息。

第一次看到凯特写的这本《奇效5:2轻断食》，我马上买了下来，第二天就开始实践。3个月过后，我轻松瘦掉了至少8公斤，并且体形发生了明显的变化。我看起来更年轻了！强烈推荐这本书和它倡导的生活方式。这本书对我来说简直就是一本断食圣经！

Linda 读8遍都不够

这是至今为止我读到最好的一本书，通过《奇效5:2轻断食》我完全理解了这种饮食方法背后的科学原理。《奇效5:2轻断食》这本书我已经读了8遍，并随身携带，一

有时间就拿出来阅读，而且永远读不厌。谢谢凯特改变了我和女儿的生活。

Judy Laycock　64 岁也照减不误

太棒了！《奇效 5∶2 轻断食》简直是大救星，让我在 64 岁高龄还有勇气尝试减肥。我尝试过多种断食法，也常去健身房，但都无济于事，而我曾以为这辈子只能这样胖下去，还有可能提前见阎王。这本书风格平易近人，作者还现身说法，真的很鼓舞人心！我感觉自己一定能够长期实践这种方法，保持健康。太感谢你了，凯特。

Paul Ruth　有本书，有希望

我是一位家庭医生，30 年来看着自己的病人尝试各种断食法，无一例外以失败告终，我自己也需要减掉 7 公斤。第一天断食比我想象的要容易得多，很快我就喜欢上《奇效 5∶2 轻断食》这本简洁的书。我希望它能给病人和自己带来希望！

Mrs T J Wray　不减肥，也可享受轻断食

如果有种断食法可以给你带来众多健康益处，比如防治慢性病、癌症、糖尿病等，还有个附加的减肥好处，难道你不喜欢吗？这本书易于阅读，充满英式幽默，我向所有人强烈推荐《奇效 5∶2 轻断食》。我丈夫本来不需要减肥，但他一直跟我一起实践这种断食法，而且非常享受。我需要瘦 9 公斤，10 天已经瘦了 2.7 公斤。我比以前更能享受食物的美味，生活也变得更有乐趣。

Judyrice47 “judy” 好书改变生活

《奇效 5:2 轻断食》中有我想寻找的所有信息，于是我马上开始实践。我加入了 5:2 脸谱群，并给作者发了条信息。她很快回复了我，这太令人高兴了！虽然肚子饿得咕咕叫，但我仍然深受鼓舞，我知道自己肯定能坚持下去。谢谢凯特写了这样一本改变我生活的书。

Veronica Lyons 血糖、体重，统统降！

《奇效 5:2 轻断食》非常有用，它提供了断食的理论基础，书中还附有卡路里计算方法，非常方便。我患有 II 型糖尿病，一直努力控制用药量，这是我尝试这种断食法的主要原因。我坚持了一个月，发现血糖水平已经降了 4 个点，太令人兴奋了！我的体重大约下降了 1.5 公斤。这些收获让我确信这种饮食方法适合所有人，买《奇效 5:2 轻断食》太值了！

Linda Gruchy 简单明了，易于实践

我读过各种食疗的书籍，而这本《奇效 5:2 轻断食》的特别之处在于它不夸海口，不向读者兜售昂贵的替代品，也不会将简单问题复杂化。它只是将各种不同的证据汇集起来，便于读者理解，此外它还提供了查询这些证据的链接，并探讨了如何合理安排断食。它让断食变得简单、明了、易于实践、富有灵活性。

Jean Minshall 高龄夫妇双双轻断食

我已经 65 岁，尝试过所有能找到的断食方法，而 5:2 轻

断食最简单。第一周我就减掉了1.8公斤，我丈夫减掉了2.3公斤。真是物超所值的一本好书！

Mrs A S Luescher　想吃就吃还能减

它提倡的不是真正意义上的断食，而是一种生活方式的转变。我实践5：2轻断食已经3周，不费吹灰之力瘦了3公斤多，更重要的是，我想吃什么就能吃什么。

Fi Fi　唯一坚持下来的减肥法

这本《奇效5：2轻断食》非常精彩！我试过书中的方法，确实很管用。如果你今年要买一本减肥书，推荐你买这本，肯定不会后悔！过去20年我尝试过各种减肥方法，这是我唯一坚持下来的，它很快就能改善健康，效果看得见！

William　健康运动型男也玩轻断食

我是一名相当健康的运动型男性。我不仅关注减肥，也重视长期健康。凯特·哈里森的《奇效5：2轻断食》可读性很强，把道理讲得深入浅出，还有很多激励性的秘诀和实例。

Ludmila Booth “Ludia”　断食也其乐无穷！

《奇效5：2轻断食》简明、清晰、易读且易于实践。我尤其喜欢作者写的断食日记，读起来特别亲切。我从1月2日开始实践轻断食，这对我来说乐趣无穷。这种方法对身体大有裨益，而断食过后正常吃喝也是种享受。现在我更能享受食物，并对食物充满感恩之心。

Ellizabeth Fenwick “Liz”　当你不坚定时，请读读它！

今年初我试过5:2轻断食，但以惨败告终。我患有糖尿病，所以跟内分泌专家和营养师讨论过如何安排500卡的饮食，但结果失败了。读了《奇效5:2轻断食》，我又重新树立起信心，并严格执行断食计划。凯特这本诚恳、易读的书指引我度过了难熬的断食第一天，当我意志不坚定时，我就会读读这本书！

Sophia Stephens　很棒的书，很棒的断食法

《奇效5:2轻断食》中没有唬人的神话，没有促销广告，也没有故意将事情弄复杂。书中的理念简单而直接，容易操作又非常灵活。很棒的书，很棒的断食法。

安全提示

The 5:2 Diet Book

我之所以写这本书，是因为这种饮食方法给了我很大帮助，我想与大家分享自己和别人的成功经验，但本书只能作为参考，无法替代专业的医学建议、诊断或治疗。书中提供了一些链接，这些链接中可能包含了对您有用或您感兴趣的信息，但它们的实际内容不是我可以控制的。

改变饮食习惯前，我建议你一定要咨询医生的意见，尤其是本来就有健康问题的人更该如此。由于采用或误用本书提供的信息和建议或未寻求正规医学建议而导致损失，作者、出版社以及相关人员概不负责。

最后，千万不要因为书中的说法而忽视专业的医学建议或拖延治疗。

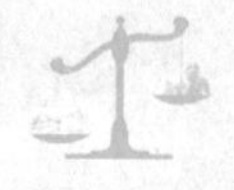

目 录

The 5:2 Diet Book

自　序

5:2 轻断食，轻松告别永无止境的减肥噩梦

4 个月前我看了一档电视节目，从此我的人生发生了改变。这句话可能有点俗气，我也想过要不要写下来，但事实的确如此。从节目中我了解到一个激动人心的医学新领域，并知道了改变自己身体的途径。

麦克·莫斯利是专业的医生，同时也是医药记者、电视制作人、节目主持人。他深入研究发现，间歇式断食是最符合人体健康发展的饮食习惯。

他说现代人一天三餐外加点心夜宵的饱食习惯，不仅导致肥胖，也造成人体不胜负荷，衍生出许多疾病。因此，他认为间歇性断食是最有利于人体健康的饮食方法，并亲身实践证明了它的效果。看完节目，我完全被“洗脑”了，我太赞成他的观点了，我想事实的确如此。

这档节目给我打开了一扇门，让我进入了一片新的天地。莫斯

利医生给他创造的节食方法取了个好听的名字，叫“5：2轻断食”，这是一种新的保健节食方法，它正在吸引世界各地的追随者，而且其中很多人都为本书贡献了经验。我相信总有一条经验可以鼓动你追随他的脚步！

实践这一方法后，我觉得自己成了食物的主人，而不再是它的奴隶。它给了我新的希望，让我可以做一些富有建设性的事情，以此降低患上癌症、痴呆和糖尿病的风险，而这些疾病已经毁掉了我好几个亲人。

这种方法流行的速度非常快，它也是我想要的生活方式，而且我愿意用一生去实践。很多大肆炒作起来的食疗方法流行起来也非常快，但基本都是风靡一时后就很快就被人们遗忘，可是我敢肯定，这一方法永远不会过时。

不可思议的断食法

它具有可持续性，能适应不同人群，还有延长寿命的潜力。它非常简单，而且断食时根本不像你想象的那么痛苦，为什么呢？我悄悄告诉你吧。你不用一整天什么都不吃，只需在一周正常饮食中穿插一两天或几天低卡路里饮食，其余日子你可以完全忘掉节食这件事，直到有一天你站到体重秤上，哇……

在一小段时间内大幅降低卡路里的摄入可以引起身体新陈代谢和脑功能的变化，从而降低患上疾病的风险，如癌症、心脏病、老年痴呆症和糖尿病。

它能让你的身体去修复那些由生活方式和衰老造成的细胞损伤，以此给大脑带来一些好处。你很可能更显年轻，而且一定感觉得到，它还可以让你对食物和饮食习惯有更深入地认识。

它不存在秘而不宣的方法，也没有复杂的操作，更没用昂贵的补品或难以下咽的膳食替代，不但如此，它还能帮你省钱，简直就是好处多多。

这是一种无论男女都可以全心投入的饮食法，因为它非常灵活，一点都不麻烦。在断食的日子里你也可以美味一小顿，以此缓解对食物的渴望。此外，你一周只需安排一两天断食，所以并不会感到亏待了自己，正常饮食日你也不会过度补偿，还会在不知不觉中养成更加健康的习惯。

最具操作性的终极指导手册

《奇效5:2轻断食》里有关于这种节食法的一切知识，今天一册在手，明天你就可以开始实践了。如果你现在还没吃早餐，不妨从今天开始！

本书会手把手地教你如何构建一种新的生活方式，帮助你满足需要和达成目标。书中没有条条框框，也没有什么食物被贴上“禁止”或“罪过”的标签。计算出在断食日可以摄入的卡路里量，然后按这个标准每周安排一两天断食即可。你可以选择每周断食一天或者每隔一天就断食一天，这取决于哪种断食间隔更适合你以及你打算减掉多少体重。在其余的日子里，你可以按正常习惯饮食。

或许你的确不需要买书，只要你坚持在断食日摄入500卡路里（对女性而言）或600卡路里（对男性而言）的食物，你就会有很大收获。

然而我刚开始实行这种食疗方法时，确实遇到了很多问题和不确定的地方，可又找不到一本书帮我排疑解难。

我把自己能找到的所有信息和资料进行了整理和提炼，起初只是作为参考，后来觉得在此基础上编写一本针对消费者的指导手册也蛮有意义，于是就有了这本书。

这本书可以陪伴你开始这种新的饮食方式。书中有大量实用信息、菜谱和进餐规划，还有一些鼓励你的话，这些都可以帮你更快接受这种新的生活方式，同时让你对待食物的态度发生深刻而永久的变化。用不了多久，你就会习惯它，并乐此不疲。

书中有关这种饮食法的案例分析和严谨的科学调研则能保证你在正确的道路上一直走下去。我跟数十名5∶2轻断食的实践者交谈过，其中有男有女，有老有少。他们分享了自己的智慧、成功以及自身变化带给他们的惊喜。

我不是医生，而只是一个在饮食疗法上走过弯路的实践者。我坚信我的方法可以为你所用。我是素食者，很喜欢《英国家庭烘焙大赛》（*Great British Bake Off*）这个节目。但不论你是吃货爱下厨还是君子远庖厨、是无肉不欢还是纯素为美、是爱碳水化合物还是热衷派对，你都可以把这种方法运用到自己的生活中。

对某些读者的健康警示

尽管我一直热衷营养和饮食研究，但没有接受过正规的医学培训。在本书中，我会分享自己和他人在5∶2轻断食上的成功经验。该方法不适合以下人群：儿童和青少年、孕妇、免疫功能不全者以及糖尿病、新陈代谢综合征和肾上腺失衡患者。另外，有饮食失调病史的人如果想尝试这一方法，必须先征求医生的意见。

就算你不在上述范围内，也最好先听听医生的意见，他们都是为你着想。如果大家都愿意减肥，医生也会轻松一些，其实很多医生对5∶2轻断食非常熟悉，他们中很多人也在实践这一方法。

关于本书

《奇效 5:2 轻断食》一书分为 4 部分。

第 1 部分是关于该饮食法的一些思考，包含了一些科学和心理学上的研究成果，以此说明为什么这种方法在你身上可以产生某些奇效。在这部分章节中，我穿插了一些日记，这些日记记载了我在这条饮食路上的起起伏伏。

第 2 部分信息非常全面。无论你想实践 5:2 轻断食、6:1 轻断食还是隔天断食法（ADF, Alternate Day Fasting），你都可以找到充足的信息支持。本章也提到了断食日前的准备工作以及怎样找到坚持的动力。此外，本章还涉及锻炼和卡路里计算方面的指导、防止走弯路的经验以及很多真实的成功案例。

第 3 部分主要侧重于断食日吃些什么，并列出了很多简单的食谱，以此满足不同人的口味，本章还列出了针对不同季节的饮食建议和菜谱样本。全书都穿插了一些不错的网络链接地址，这让您可以更加详细了解某个话题，我缩写了这些链接，以便你在网页上输入。此外，你还可以到我的网页上免费下载，我的网址是 kate-harrison.com/5-2diet。

我深知在断食日做饭倍觉辛苦。因此在本书中，我记录了一些 5:2 轻断食粉丝提供的点子，这样我们就可以吃现成的了。我想大部分人都愿意等到正常饮食日再一展厨艺，专做自己爱吃的！

第 4 部分中，我针对实践 5:2 轻断食的朋友提出的问题作了整理，并根据自己的经验以及搜集的资料，给出了一些建议和解答。此外，实践 5:2 轻断食这么久，我有很多心得，结合其他朋友的经验和体会，我总结了顺利执行 5:2 轻断食的绝招，希望对你有用。

这本书和这种节食法都是针对成年人的，因此请你注意分辨哪些对你有用。很多研究领域比较前沿，处于摸索阶段，因此有些问题还无法得到确切答案，在书中我只能列出能搜集到的信息。希望你和我一样找到适合自己的个性化方式，让轻断食成为自己生活的一部分。

不必怀疑，这种方法在我和成千上万人身上已经奏效。口碑效应已经让这种方法一传十、十传百，我相信它同样也可以为你所用。

我承认我喜欢苗条的感觉，但这并非单纯的虚荣。跟大家一样，我不想步家人的后尘，成为癌症、糖尿病等很多疾病的牺牲者，现在我终于找到了一种真正行之有效的方法来降低致病风险。

这本书里面没有约束，只有自由，你还在犹豫什么呢？

凯特·哈里森

Part 1

5∶2 轻断食，越吃越享“瘦”，快乐更自由

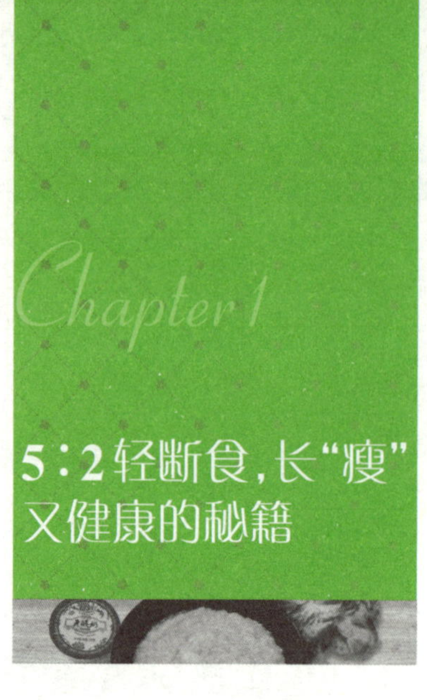

Chapter 1 5∶2轻断食，长“瘦”又健康的秘籍

我要控制饮食了，以一种前所未有的方式。

如果你对我的说法持保留态度，我也理解。毕竟到今天为止，我几乎用了人生2/3的时间来控制饮食，而且在成年后99%的时间里，我不是在节食就是在对自己的长相自惭形秽。

其实我算不上是特例。在我认识的人中，大部分的女人和越来越多的男人对自己的身体和食物都是爱恨交加。我们或许会怪罪影视剧中的骨感美女，是她们让我们对自己的长相有了不切实际的期望，而又只能从饼干中寻求自我安慰。我们或许还会把矛头对准那些跨国食品公司和外卖餐厅，是这些家伙想方设法让我们不停地吃，吃，吃！

媒体也称这些是导致“流行性肥胖”的罪魁祸首。除非我们从不看电影，而且亲自制作所有食物，否则很难不受影响。因此，我们能做的，就是找到一种适合自己的饮食方式。

在44岁的不惑之年，我发现自己最终做到了这一点，这真的很神奇。对于我和书中提到的其他人来说，5∶2轻断食都是革命性的。

苗条的人更长寿。如果你身上赘肉很多，不妨减掉一些。无论是5∶2轻断食、6∶1轻断食还是隔日断食，间歇断食的最大魅力之一还在于，它有带来巨大健康益处的潜力。科学家们相信这些益处要大于减肥本身带来的益处。

藏在细胞里的秘密

越来越多对人体和动物的研究显示，断食或大幅度限制卡路里摄入有些独特的健康益处，即使偶尔为之也如此。

凭着直觉我们可能会认为如果身体得不到营养，就会受到伤害。事实上，身体确实会感受到压力，而这种压力却是上述健康益处的关键。正如工作中的适当压力可以变成动力，从而让我们表现更出色一样，对身体施加适当的压力也能促使其自愈，并激活其自身的保护和修复程序。

如果你想弄明白为什么这种节食法潜力巨大，这部分就很值得认真读一读。当然，如果你对理论没有兴趣，那么跳过这一部分乃至书中任何部分都没有问题。本书第2章才是关于实践的，所以到那时你看到什么合适的方法再大加利用也不迟，我们不是说过没有死规矩吗？

我们都是由细胞组成的，人体大概有一百万亿个细胞。也许你看过有关试管婴儿的电视节目，所以你也知道胚胎在发育时细胞如何不停地分裂加倍。

在我们有生之年，细胞会一直进行这项艰苦的工作。我们的细胞大约可分为200种，它们功能各不相同。每秒钟都有数以百万计的老细胞被新细胞替代，有的可以一直被替代，有的则不行，即使有些细胞可以分裂，其分裂次数也有限，所以我们才会变老，比如随着皮肤细胞老化脱落，皮肤就会变薄。

作为你生命循环的一部分，有的细胞还有自毁功能，这种自毁功能是一种被称为“凋亡”的整理程序，它受到了严格控制。细胞在自毁后甚至还能自我清理，以免遗留下伤害其他细胞的东西。它们真的是为身体的革命事业战斗到了最后一刻。

另外还有一个重要程序叫做“自噬”，就是赤裸裸的“自己吃自己”。这个程序既可以导致细胞死亡，也可以帮助细胞在压力下存活。

不过有时候细胞的生产和销毁程序会出错。一旦失去控制，增生过多，就会导致肿瘤，那些攻击临近组织的恶性肿瘤就是癌。

脑细胞受伤则可能导致老年痴呆症或其他形式的痴呆症。细胞结构被改变可能导致细胞死亡或者顺序错乱，进而导致大脑中负责传递信息的“化学信使”（Chemical Messenger）无法有效工作。

活着就会变老……

生命的诡秘之处就在于生命程序本身会导致身体受伤。

为了制造维持生命所需的能量，身体需要把食物分解成葡萄糖，其分解过程会破坏体内蛋白质，所以细胞会受损，很多衰老症状亦由此产生。

这一分解过程伴随着氧化反应，因此在身体制造能量的同时会产生自由基，而自由基会攻击你的身体细胞，我们称其为氧化应激（Oxidative Stress）。年轻时我们可以比较好地应对这种攻击，不等自由基制造太多伤害，我们就把它“清扫”出了身体，但总有一天我们会力不从心……

有效延缓衰老的秘密

让身体少制造些能量，或许可以减少细胞的伤害。在抗衰老研究中，这是核心问题之一。而在果蝇、蠕虫、老鼠、狗等动物身上的实验对这一理论提供了支持。减少进食量或降低进食频率确实可以延长它们的寿命。

科学家们还在进一步研究其中的化学和生物学原理，但目前的研究成果已经让很多人决定每天进食比身体所需少一些。这不只是为了让身体保持苗条，也是为了延年益寿。

我对节食法和营养学非常感兴趣，并读过很多讲述低卡路里一族生活的文章。这些人一般只摄入身体所需卡路里量的 70%～80%，不过他们会特意吃高营养的食物。他们中很多人的 BMI 最终降到了 19、18 乃至更低，而且他们的血压和胆固醇水平也普遍下降了。

这些人还发起了广为人知的“密友运动”（Calorie Restriction with Optimum Nutrition，意为低卡路里高营养运动。——译者注）。不过电视和纸媒对密友运动的报道却让我望而却步，因为参与这种运动的人总是吃得很奢侈浪费。比如吃水果时他们会吃皮，却把果肉丢掉。尽管这种人看上去很健康，可老那么活着肯定没意思！

现在看起来，5∶2 和隔日断食法的好处不亚于密友式生活方式。它操作起来也更加方便和从容，因为你不需要随时为卡路里担心，而只需要偶尔突击断食就能促使身体启动所有的保护和修复程序，进而提升寿命和生活质量。

吃什么以及吃多少是关键

不同的食物对身体有不同的影响，这与我们前文提到的产生自由基的葡萄糖制造程序有关。

蛋白质促进细胞再生的能力似乎格外强烈。科学家瓦尔特·隆戈教授在接受采访时说，我们的身体就好比是跑车，而蛋白质会让这部车加速前进。这也就是莫斯利医生所说的“猛跑状态”(Go-Go Mode)。在这种状态下，我们根本无法停下来调整或接受补给。如果车子总是这样高速行驶而不停下来保养，就会造成严重的磨损。同样的道理，如果我们总是吃个不停，就会大大地加速我们身体的磨损。

断食或者说大幅度限制卡路里摄入，对我们身体的作用就好比保养车子。我们削减作为身体燃料的卡路里，是为了让身体别总忙着制造新细胞，而让它也去检查和呵护一下现有的细胞。

有一种抗衰老神器，在空腹时才“发力”

IGF-1 是一种生长荷尔蒙。营养领域的很多科学家都认为，这种物质是断食法有效的关键，同时它还与衰老和癌变有至关重要的关系。IGF-1 全拼是 Insulin-Like Growth Factor，即类胰岛素生长因子。它在儿童生长中起到了关键作用，但我们成年后它好像不再起什么好的作用了。它似乎会把我们限定在生长再生长的循环状态中，也就是莫斯利医生说的猛跑状态，这对成人来说可不是什么好事。

我们已经从动物研究中得到了确凿的证据，降低 IGF-1 水平可以改善身体状况、延长寿命。不论是接受持续性还是间歇性卡路里摄入控制的实验鼠都比常态进食的老鼠长寿 40%，这就是相当于人活到了 120 岁或更高龄！

最近的一份研究报告还显示，一种可以抑制 IGF-1 的荷尔蒙在未来可能会产生与断食相同的益处。曾经有一组实验鼠被转基因处理，从而不断产生一种通常在断食时才出现的荷尔蒙——FGF21，结果实验鼠的寿命延长了 1/3，不过他们的生育能力和骨密度也受到了影响。

当然我们也不能轻易认为对实验鼠有效，就会对人类有效。人类有一种罕见的基因病叫做莱伦氏综合征（Laron Syndrome，又叫侏儒综合征），其症状之一就是体内产生的 IGF-1 非常之少。发生这种基因突变的人不会长得太高，但这种荷尔蒙的缺乏也为他们提供了强大的保护，使其远离癌症和糖尿病的困扰。

隆戈教授跟踪调查了 99 名发生这种突变的厄瓜多尔居民，得出了惊人的结果。这群人被跟踪调查了 24 年，至今无一人患上糖尿病。被诊断出癌症的也只有一人，且他得的癌症不是致命性的。而在同一时期，与他们有相似饮食结构和生活习惯的邻居，有 5% 被诊断出患有糖尿病，17% 被诊断出患有癌症。总体而言，患有莱伦氏综合征的人并不比常人寿命更长，不过这有可能是因为他们身材矮小更容易遭受意外事故。

科学家们在显微镜下研究莱伦氏综合征患者的血清时发现了这一线索，即较低的 IGF-1 水平可能具有保护作用。接触毒素时，莱伦氏综合征患者的血细胞比“正常人”的血细胞受到的 DNA 损伤要小。如果科学家在患者血清中添加 IGF-1，那么这一保护作用就不复存在了。

假如 IGF-1 也同前文提到的自由基和氧化应激一样会造成 DNA 损伤，那么我们通过少进食来减少 IGF-1 产生，又会产生什么样的效果呢？

答案是随着这种荷尔蒙水平的下降，身体可能会进入前文所说的修复模式。

5∶2 断食，有效激活抗衰老神器

SIRT1 基因是备受抗衰老领域科学家关注的关键基因之一，因为它会产生去乙酰化酶蛋白，即通常所说的长寿蛋白。实验已经证实这种基因对酵母和蠕虫都很有效。我们添加这种基因就可以延长它们的寿命。

在针对人类的研究中，科学家一直在关注卡路里摄入限制对这种基因的激活作用，以及本章一直在探讨的“修复模式”所带来的种种益处。

有科学家认为，长寿蛋白可能会调节和改善那些导致衰老的程序，还可能抑制自由基伤害，此外，它还具有消炎的作用。身体在努力保护自己不受感染时就会出现炎症，这时体内各种抗感染细胞会赶赴出事地点抗击感染，如此，身体就会出现红肿症状。如果你只是划了个口子或轻微感染，长寿蛋白的消炎效果就已经很不错了。如果你的身体长期处于发炎状态，那可不是好事，因为慢性炎症与很多疾病有关，包括癌症、心脏病和关节炎。

SIRT1 基因可能会给人体带来很多益处。无论是 5∶2 轻断食还是隔日断食法，都可以有效激活它。进一步的研究还在进行中。同时人们也在关注是不是可以通过一些偏方来让 SIRT1 基因更加活跃，比如，红酒……

法国人的长寿秘诀

葡萄的皮和籽中都含有一种叫“白藜芦醇”（Resveratrol）的分子。有的科学家认为这可以在一定程度上解释“法式矛盾”（French Paradox），即为什么法国人进食大量脂肪性食物，却可以比其他西欧人寿命更长？

不过你先别急着找开瓶器开红酒，因为这还有待研究。将会有数十亿美元投入到与之有关的延寿方法中。对于白藜芦醇和 SIRT1 基因在增寿中到底起什么作用，依然存在争议。

外科整形医生詹姆斯·约翰逊提出了一种叫做“大小天”的节食法（UpDayDownDay Diet）。它类似于本书中的隔天断食法，但它比隔天断食法更加严格。约翰逊提出，白藜芦醇补品可以与卡路里摄入限制配合，以此激活 SIRT1 基因。

他的书很吸引人，其中涉及的科学原理的细节描写比本书多得多。不过就个人而言，我不会仅仅因为看了他的书就去尝试断食法。他倡导利用进食量的起伏变化来激活 SIRT1 基因和达到减肥效果，但对于我们中的很多人来说，他的节食法不太容易坚持。

减肥并非 5：2 的全部

在断食过程中，SIRT1 基因、白藜芦醇和 IGF-1 的具体运作模式依然是个未解之谜，但大量的研究都已经表明，隔日断食法和卡路里摄入限制对于各种疾病患者都具有潜在的健康益处。

有些研究还未达到完善的地步，仍在进行中。但对于我和很多参与其中的科学家而言，来自不同渠道的证据已经足以证明断食法的价值。这也更坚定了我个人的观点，即减肥并非 5：2轻断食的全部。

来自科学实验的证据

现阶段得到的证据主要来自于动物研究。因为人类寿命比一般动物长得多，所需的研究周期也相应地长很多。所以对于人类实践隔日断食法或卡路里摄入限制效果的研究，主要是通过验血判断参与者患上某种疾病的可能性。比如化验与糖尿病有关的胰岛素敏感性、与心脏病有关的低密度脂蛋白（LDL）胆固醇和高密度脂蛋白（HDL）胆固醇水平或与哮喘病相关的最大呼气流量。

我见过的最好的总结来自于克丽丝塔·瓦拉迪和马克·海勒斯坦。他们的研究述评发表于 2007 年，虽说有些年头了，但他们确实对于各方面的研究进展做了很好的总结（bit.ly/X4rXHs）。瓦拉迪还谈到了她的个性化隔日断食法。你可以在 bit.ly/9nru75 这个网址找到对她的采访资料。

抑制癌细胞生长

在动物实验中有迹象表明，断食法可以抑制某些癌细胞的生长，并使抗癌治疗效果更佳。与此同时，位于曼彻斯特的创世纪乳腺癌预防中心（Genesis Breast Cancer Prevention Centre，genesisuk.org）一直在研究一种类似于 5：2 轻断食的间歇性卡路里摄入限制饮食方法，其研究对象则是一群乳腺癌高风险妇女。

研究发现，超重与乳腺癌高发具有正相关关系。减肥可以让这一风险下降，而下降幅度最高可达 40%。更为重要的是，这种饮食法还在健康层面显示了其优越性。他们第一阶段的研究成果已经很振奋人心：间歇性卡路里摄入限制的减肥效果至少不在连续节食之下；而相对于连续节食的人，间歇节食者的胰岛素敏感性甚至更强，这意味着间接性卡路里摄入限制法可以更好地预防糖尿病。

针对间歇性节食降低乳腺癌风险作用的研究最近有了新进展，该研究分析了乳腺及身体组织，以此判断该方法有没有改变基因的运作模式。此研究希望每周 5 天的 1 800 卡路里和 2 天的 600 卡路里摄入标准可以降低人体 SCD 基因的活性，这种基因被认为与乳腺癌病变有关。正如我在序言中提到的，我母亲这一家族的女性亲人，被诊断出乳腺癌的比例非常高。除了定期做乳腺 X 光检查外，对这一病症我一直感到无能为力。

但现在不同了，虽然相关证据还算不上板上钉钉，但我相信最终结果八九不离十。我在实践这种节食法的时候也在关注着科研的进展，我热切盼望着明确的研究结果出炉。你可以在 bit.ly/U4DbEH 这个网址下载相关研究概述。

降低心血管疾病风险

在动物研究中，啮齿类被施以隔日断食法后，其血压、心率和心血管疾病风险指数都有所下降。另一项对鼠类的研究也发现，接受隔日断食法后，诱发性心脏病导致的损伤会变小。

克丽丝塔·瓦拉迪对 500 名隔日断食法实践者的研究显示，他们血液中低密度脂蛋白胆固醇（即坏胆固醇）水平有所下降，此外，某些人的血压也有所下降。一些 5：2 断食者也反应自己身上同样存在这两种情况：

> 我的体重减轻了 3 公斤，血压也降低了。现在我不用吃那么多降压药了，此外，我的胆固醇水平从 6.1 降到了 5.2。（保罗，47 岁）

> 《地平线》那期节目中关于减肥的内容吸引了我，所以我看了那期节目。看完以后，我觉得减肥只能算是断食法的一个幸运的副作用。实践断食法减肥后，我的血压已经出现了小幅下降。（克莱尔，43 岁）

缓解哮喘、风湿及其他慢性病症状

我在前文提到过詹姆斯·约翰逊医生的著作，他曾经让哮喘病人实践他自己的节食方法，结果发现每20个人中有19个人缓解了症状。

后来，他用自己的隔日断食方法对500多人作研究，被研究者主动反应很多疾病都得到了改善，其中包括胰岛素耐受性、哮喘、季节性过敏、病毒性感染、细菌及真菌源疾病、风湿性关节炎、骨性关节炎。

此外，中枢神经系统炎性病变的一些症状也得到了有效改善，如妥瑞氏症（儿童多动综合征）和美尼氏综合症（一种眩晕症）、心率失常如室性早搏和心房颤动、与停经有关的潮热等。

当然有些疾病在英国有不同的叫法。我认识的一些实践5∶2轻断食的人也同样注意到了他们身体状况的改善，有些甚至是困扰已久的顽疾。

> 我在掉肉，穿衣服更好看了，双手的风湿性关节炎不那么疼了。我的手指活动范围更大了，而且不会啪啪作响。下次看医生时我要测测血压怎么样。（安妮塔，51岁）

> 实践5∶2轻断食前，我有一些强烈的停经反应。本来我没太指望断食法对它有什么作用，但结果让我很惊喜。我的夜间盗汗没有了，不过偶尔还有潮热，但远没有以前那么厉害了。（莎莉，49岁）

以上也许属于个例，但同样值得关注。

提高胰岛素敏感性

据我亲眼所见，Ⅱ型糖尿病并不像很多人以为的那样没有大碍。很多患者是中年人，但随着肥胖人群越来越多，患者年龄也越来越趋于低龄化。这种病有可能导致视力问题、肾病、循环系统问题、神经疾病，更有甚者还需截下肢。

如今人们进一步认识到，我们之所以会患上糖尿病，是因为身体对胰岛素敏感性降低，胰岛素负责调节血液中的糖分，身体对胰岛素敏感是件好事，这意味着身体可以对胰腺中产生的胰岛素作出敏感回应。

许久以来，人们都认为“随饿随吃”是一种好的饮食习惯。人们认可在正餐之间饿了就吃些零食，可这也就意味着身体需要不断地制造胰岛素来调节血糖分水平。

虽然我不是科学家，但我认为让身体少些血糖和胰岛素高水平的冲击应该对身体更有利。胰岛素也是脂肪性的，因而当它存在于循环系统中时，身体便会积累脂肪，而不是燃烧脂肪。这也是断食者不希望身体中胰岛素水平高的另一个原因。

动物实验明确显示隔日断食对于身体处理葡萄糖的模式有积极影响。但人类实验还没有得到明确的结果，不过有迹象表明男性可能比女性受益更多。创世纪癌症研究中心发现，实践间歇性卡路里摄入限制法的妇女比实践传统节食法的妇女在胰岛素敏感性上有更大的改善，更多详情见链接 1.usa.gov/113kSH6。

现阶段还难以得出确凿的结论，但是断食法降低疾病风险的潜力让我受到了鼓舞。对于超重和肥胖人群而言，减肥本身也可以降低患上Ⅱ型糖尿病的风险。轻断食法有这个好处就已经让我很心满意足了。

轻断食，男女也有别?

多年以来，医学研究都倾向于认为女性身体的运行模式与男性完全相同，于是他们会把从男性身上得到的研究成果直接应用到两性身上。

现在人们已经开始认识到，这可能导致张冠李戴。人们尤其担心隔日断食或间歇性卡路里摄入限制对妇女，特别是育龄妇女，是否会有不良影响。对女性的研究发现，有些女性实践断食法后，出现了睡眠障碍以及生育能力下降的情况。

我们当然应该尽可能多地了解这种节食法正反两方面的潜在影响，而且是否实践这种节食法，也应该由个人决定。

如果你想对此作进一步了解，可以到 bit.ly/Uueru8 和 bit.ly/11jrlwF 这两个网址看相关的博客文章。

饥饿猛于虎?

多年来，节食者们一直把饥饿状态想象得很可怕。我在日记中也说过，我刚开始断食时就有朋友拿这个跟我说事。

人们的顾虑在于，如果身体长时间得不到食物，它就会采取应激措施，开始“精打细算”地消耗卡路里。在这种状态下，身体对能量的利用过于高效，一旦你恢复正常饮食，体重就会反弹到比以前还高，这时，身体简直成了个超级造肉能手。换句话说，饥饿状态一方面可以让石器时代的男女不至于因为食物匮乏而夭折，另一方面也可能会让21世纪的男女望紧身牛仔裤而兴叹……

真的很难弄清楚有关饥饿状态的说法哪些是事实哪些是传说。有的节食大师把它当神膜拜，还有的认为它对于节食者来说就是洪水猛兽。身体改变自身能量供应模式的过程也被称为“适应性生热”，也就是身体会通过改变能量的产生方式来适应卡路里摄入减少。最终，身体在长时间得不到食物后（72 小时或更久，当然也因人而异），会开始分解细胞来制造所需的能量。这也就意味着随着饥饿的持续，肌肉重量会下降，不过这可不是好事。

这里的关键词是“长时间”。间歇性卡路里摄入限制一方面不会对意志力要求过高，你只要在明天正常饮食之前抵挡住诱惑就可以了；另一方面也不存在进入饥饿状态的风险，因为你断食的时间不长，还不至于让身体惊慌失措。这对于你向往的比基尼身姿和体内辛勤工作的细胞来说当然是喜讯了。

我需要把胆固醇水平降下来。医生说我的胆固醇水平太高了。另外我也希望提升自己的形象和幸福感。谁说尝试这种节食法不可以得到健康以外的好处呢？我这样做也是为了更满意自己的形象。我坚持了才一个月多一点，就已经掉了 6 公斤肉。我的罩杯都小了一号。或许我也需要淘换些小号的裤子了。（莎莉，49 岁）

我已经减掉了 7.5 公斤。订购的一件新裙子今天送到了。打开包装看到衣服时，我心里想：“我永远也不可能把它穿到身上吧？”因为我订的是 12 码的，可它看上去更像 10 码的。不过管它呢，试穿在身刚好合适，哈哈。这种节食法有一点让我超喜欢，就是我减掉的好像都是我最想减的地方：肚子和臀部。（珍妮，49 岁）

总的说来，断食对于身体健康有巨大的潜在益处。然而，下午

4 点当你被巧克力馋得直流口水时，这是否足以让你拥有足够的意志力抗拒它的诱惑呢？

在下面的章节中，我会讲到断食如何改造胃口和心态，以及它是如何对脑细胞产生积极影响，从而降低你患上老年痴呆症和其他痴呆症的风险的。

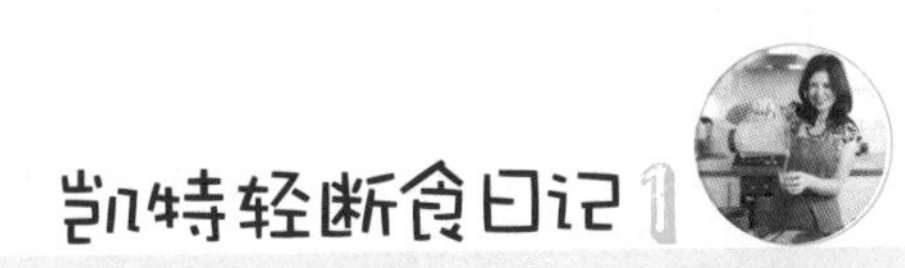

吃货宅女惊闻 5：2 轻断食后做了一个决定

2012 年 8 月 6 日
状态：内疚、自暴自弃
体重：73 公斤
身高：1.63 米

今天是我有生以来最胖的一天。

虽然今年我已经试过 3 种不同的节食法，可我还是越来越胖。我体重达到了 73 公斤，而我站得很直时的身高也才只有 1.63 米。我的身体质量指数 BMI 高达 27.6，而达到或超过 25 就已经超重了。体重达到 70 公斤时我就觉得惨不忍睹了，感觉已经是我的心理极限了，所以，那时候我就采取了一些行动，可体重还是继续有增无减。

我 14 码的牛仔裤深深地勒进腰里，文胸也很紧。除非我穿最宽松的上衣，否则就能看到好多疙疙瘩瘩的肉块。最糟糕的是，本来我还前凸后翘有些线条，可现在大腹便便。

美食打败意志

这是一条让人难以自拔的下坡路。我感觉人生失去了控制。我觉得自己很傻气又徐娘半老，对此，我非常懊恼。我不想以每年 3

公斤的速度增重，不想不到50岁就要穿上18码甚至更大号的裤子。我都不敢去沙滩浴场，因为在那里我是一道不怎么亮丽的风景线。

随着年龄的增长，我的意志力也每况愈下。几年前我努力达到过成年以来的最低体重，大概61公斤，那真叫一个苗条。当时我只吃素食，以此降低碳水化合物的摄入，那种感觉很棒。我第一次穿上了紧身牛仔裤，开心地吃了很多自己喜欢的奶酪、希腊酸奶、干果和浆果等食物，可是……

虽然人们恭喜我减肥成功，可我心里很清楚，这不是长久之计。我喜欢面包、蛋糕和甜点，并收藏了大量的菜谱。我还喜欢逛农夫集市，光顾精致的餐馆，尤其是印度和意大利餐厅。我真的忍心跟意面、印度米饭和烘制甜点绝情地一刀两断吗？

此外，这种限制严格的节食法有些让人觉得不合理，似乎不应该把某一大类的食物都砍掉，于是乎，我的体重开始反弹了。上个月我又试过那种低碳水化合物节食法，但仍然觉得这不是个长久之法，因为我确实坚持不下来。

肥胖让我忧心忡忡

肥胖不再是个简单的面子问题了。我父母都得了Ⅱ型糖尿病，这种病年纪比较大才会得。我见识了它引起的并发症对视力、关节和皮肤所造成的影响。他们的确诊意味着我患上这种病的概率很高。

不仅如此，家族中母亲这一支还有严重的乳腺癌病史。一位从乳腺癌中康复的朋友对我提出了质疑。她认为我虽然采取了低碳水化合物的素食方法，但是我过于依赖乳制品。抗癌成功后她一直尽量少吃乳制品，因为她担心乳制品吃多了会提高癌症复发的风险。超重当然也会增加患癌风险，但是很难讲哪方面的影响更大一些。

我是不是还不够绝望？

我第 N 次办了健身卡，准备再拼一次。但说实在的，每周 3 次的交叉训练课最多只能燃烧掉 1 200 卡的热量。而想要减掉 0.45 公斤的脂肪，显然需要从饮食中砍掉 3 500 卡路里，或者在不多吃食物的前提下运动消耗掉同等的热量。单单去健身房还不够，我还注册了 MyFitnessPal.com 这个网站，以此来监督我的饮食。但是应用这个网站需要做很多事情，而且它还不能统计我外出就餐摄入的卡路里量，因为它不可能知道餐馆里的食物含有多少卡路里。

昨天，我在 Google 上搜减肥药。减肥药可以“捆住”食物中的脂肪，不等你消化吸收就帮你把它们排掉。这种药会产生一些让人难受的副作用，于是我填了一个在线问卷，看看自己是不是适合吃这种药。结果是我适合吃这种药，可药却脱销了。看来我不是唯一想走捷径的人啊。

也许我只能接受自己这副不变的尊容了。不如先把家里的镜子统统撤掉吧……

晚上有一档关于断食的电视节目，预告的内容挺吸引人，我想看看。可我就连坚持“普通”节食的毅力都没有，断食还是算了吧，别到头来只是让自己更多一份内疚。

10：05pm，神奇的断食节目

哇！

《地平线》（*Horizon*）的这期节目太棒了，太吸引人了，它介绍了很多与直觉相反的科学原理和新知识，而且这种断食法在主持人身上产生了实实在在的效果。更让人开心的是，它不是绝对意义上的断食。主持人在断食的日子里也吃东西，只是比平时少了很多。

这种方法的准确表述应该是“间歇性卡路里摄入限制”。把它说成“断食”，普通人会更容易记住。它潜在的好处远远不止降低体重，还可以降低患上乳腺癌、糖尿病、心脏病的风险，甚至对老年痴呆症也有一定的预防作用。

这种节食法不止可以让你减肥！真是太好了！

我靠低碳水化合物、高纤维饮食和塑身衣，也取得了一些减肥成效，之前我真的以为不存在什么奇效节食法。

真的有吗？

Chapter 2

终结肥胖，赢回健康

今天的早餐我吃了一个巧克力杏仁羊角面包，它是我从我认为最棒的面包房买的。这家面包房离我的新家大约只有 35 步远。里面有好多美味啊！可惜我都不可以吃，真是折磨人。

但现在我摆脱了这种折磨。多亏了 5∶2 轻断食，是它让我知道了我可以偶尔放纵，甚至偶尔肆无忌惮地狂吃，而完全无需顾忌我的减肥大业。

5 天正常饮食＋2 天轻断食

明天我要断食了。一周中有两天需要断食（5∶2 中的 2），在这两天断食日中，我会吃得和其他 5 天很不一样。严格来说，即使这两天，也不算真正的断食，因为在这两天中，我还可以每日给自己安排 3 顿小餐。但大部分实践 5∶2 轻断食减肥的人都把这些减少卡路里摄入的日子叫“轻断食日”。

在这两天中，我摄入的卡路里量约占身体实际需要的25%。在这种情况下，我的新陈代谢功能会发生变化，但我并不会晕倒或是饥饿难耐。要是真正“断食”的话，那可就很难说了。

通常我会在午饭时间和晚饭时间进食。因为现在是冬天，我很可能午餐时喝汤，然后晚餐时来一盘蔬菜咖喱小菜，还可能来一杯酸奶或者一块水果当甜点。

这两天吃得确实很有限，但我并不介意。因为明天我就不用再计算着卡路里吃了，而可以随意吃自己喜欢的东西。

突然之间，美食不再是雷池。我开始享受这种均衡的饮食。我也可以享用一杯美味诱人的红酒或是一顿完整的英式早午餐，而不用再感到内疚。

只要在每周的那两天里严格控制自己的饮食，那么在其余的时间，我就可以吃一些梦寐以求的东西，而且还可以做到体重照减不误。

自从3个月前发现这种饮食方法以来，我的体重已经下降了不止7.25公斤，而在这期间我喜欢的食物一样也没有少吃：奶酪、巧克力和鸡尾酒。我说的可不是疯话，很可能在每周“正常”的5天里，我已经转向了一种更加均衡的饮食，虽然我并没有刻意去这样做。现在我可以非常清楚地意识到自己的身体在什么时间需要什么。我饿了就吃，但从不暴食，而且我开始细细品尝食物。

迎来胖子的春天……

我已经调查了数十名实践这种节食法的人，发现他们的生活都在发生着深刻而持久的变化。

有个叫安德鲁的软件工程师，决定和5名同事一起实践这种断食法。和其他很多男性一样，他们之前都没有实践过系统的节食方法。

这种方法简单又不失科学，所以打动了他们。他们记录了自己过去9周的情况。

我们的体重开始下降的时间各不相同。我的体重很快就下降了很多，之后逐渐慢了下来。总的来说，我们减掉的体重都差不多，约4公斤。我们每周所减掉的体重也越来越稳定。5：2轻断食的重点并不在于减肥，而是健康。我们的血压、胆固醇和其他一些身体指标都得到了改善，这才是我们选择它的理由。（安德鲁，42岁）

这是很不错的减肥成绩。可参与断食法的人是怎么想的呢？34岁的苏尼尔选择这种方法时，有明确的目的：

我的主要目的就是降低胆固醇指标。我是英裔印度人，大部分时间吃印度菜，这不利于降低胆固醇。我想尝试一种节食方法，但又不想让它对我的生活造成太大影响。这种方法正合我意，它真的很简单。

刚开始的一两星期也没觉得很辛苦，只是需要遵守一些规定。现在就算在断食的日子，我也连饿的感觉都没有了。

我没有觉得这样的生活有什么不对劲。我发现自己在整个一星期中胃口都变小了。现在我不再像过去那样，晚饭以后还有大吃特吃的冲动。我已经减掉3.2公斤了，腰带都要再紧一个扣了。过两天我要去测一测胆固醇指标。（苏尼尔，34岁）

41 岁的软件工程师考斯达斯一向热爱运动，却依然存在血压和体重方面的困扰。现在好了。

> 我减掉了 2 公斤，感觉好多了。因为我不再那么臃肿了。衣服也更合身了。这种断食法很有实效，而且对于在断食日里吃什么，我可以拟出数百种饮食方案。这种方法可以持续改善我的身体状况，却不剥夺我任何喜好。最终，它会成为我的一种生活方式。
>
> 现在即使在不断食的日子，我也清楚地知道自己吃了什么以及吃了多少。我不再需要克制自己吃那些喜欢的食物，因为我会告诉自己，可以等到不断食的时候再吃。断食的日子我感觉是在净化自己，我整个身心都感到很愉悦。(考斯达斯，41 岁)

这种方法之所以吸引麦范威，是因为它的方便和省钱。他每周可以减掉 0.45 公斤。此外，他的血压水平也在令人欣喜地下降。

> 我可以在生活中的任何场合坚持这种方法：工作、和孩子一起、外出下馆子或者参加庆祝会。它不花我一分钱，还能帮我省钱。因为断食日我可以不吃午餐或零食。现在我不需要通过复杂的方法平衡摄入的卡路里，也不用因为无法长期坚持苦日子而内疚。(麦范威，49 岁)

不论什么年龄的人，也不论他们有什么样的生活方式，参与这种断食法的人将都会发现这种方法实际效果非常好。

简单，有效！3 个月里我减掉了超过 7.25 公斤的体重。衣服又合身了，小肚子也不见了，欧耶！有时候我确实感觉有点饿，但还不至于哭鼻子……（约翰，58 岁）

科斯蒂在 12 周里减掉了 5 公斤。

它让我的身体质量指数（BMI，英文全拼为 Body Mass Index，是一个以身高与体重为基础计算出的比值，其正常范围通常在 18 ~ 25。——译者注）达到了非常理想的 22 ~ 23。我发现我的体型都变了。另外这种节食法只需“业余”时间进行，这是我最喜欢的一点。断食日里虽然有约束，但还不至于把我逼疯。我还可以遵守，因为我知道明天就可以随心所欲地吃了。体重下降当然让我很开心，也让我觉得这种方法是值得坚持下去的。现在我都喜欢上肚子咕咕叫的感觉了，因为我知道又有神奇的事情要发生了。5 天的正常饮食后，我会期盼着断食日给我带来的那种净化的感觉。（科斯蒂，38 岁）

这种方法非常灵活，所以这也就意味着不同人的具体做法会略有不同。我所调查的几名男性参与者都实践了严格的断食法，因为它操作上更加简单，产生效果也更快速：

过去我也尝试过一些控制卡路里的节食法。虽说小有成效，但是我没办法把它当成一种生活方式坚持下来。现在用这种方法，我只花了不到 4 周的时间就减掉了很多体重，腰围也小了 5 厘米。太赞了！对我来说，不用计算卡

路里会更容易坚持下去。有的人会在断食日吃掉500～600卡路里的食物，但我认为只喝水会更方便。(罗伯，42岁)

健康瘦才能真正不反弹

目前看来还不错。我们的体重在下降，腰围在变小，而且不乏动力。

但很多人决定实践这种节食法，还有别的更重要的原因：

我妈妈当年就是一身的病，我可不想步她的后尘。我成家不久，生活才刚刚开始。轻断食法带给了我希望，我相信坚持实践轻断食法，我的身体一定会健康。另外它还可以减肥，并能提升记忆力。我已经减掉了14.5公斤，腰围也小了好几厘米。这意味着我得心脏病的风险小了，而且皮肤没有松弛，胸部也没有变小。以前节食的时候，它们可是最先遭殃的部位。(菲奥娜，41岁)

我想降低血压和胆固醇水平。现在2个月过去了，进展还不错。它很简单，而且越实践得多就越觉得容易。我喜欢它，因为它很科学。(保罗，47岁)

我尝试这种方法，既是为了减肥，也是出于健康考虑。我父亲得了老年痴呆症，我也有高血压的毛病。(莎拉，49岁)

同菲奥娜和莎拉一样，我也因为我的家族病史而忧心，尤其是新陈代谢失调方面的疾病，比如，糖尿病和癌症。考虑到我的家族病史，我每年都会去做乳腺X光片检查，尽管在英国我还没有到做这种检查的年龄。这周我刚做完今年的例行检查，每次做检查我都会想到乳腺癌是如何无情地毁掉我母亲、姨妈、外婆和很多亲人。

有人用5：2轻断食对与我同龄的乳腺癌高风险女性人群作研究，得出了一些可喜的结果。这些高风险女性不仅体重在下降（减肥本身就可以有效地降低癌症风险），而且还发生了一些有益的基因变化，这些基因变化可以更好地让她们免于患上可怕疾病。

研究还发现，这种方法可能还会改善身体对胰岛素的反应。这一发现也跟我的健康息息相关，因为我患Ⅱ型糖尿病的风险很高。如果我真的患上了Ⅱ型糖尿病，各种并发症也会找上门来。

每个人的遗传基因不同，所担心的东西也会不一样。但几乎可以肯定的是，5：2轻断食可以帮每个人解决掉一些问题，因为它可以改变我们的身体，从而解决很多让我们惧怕的不良身体状况。

对异常困难的减肥者也能产生奇效

这种节食法在所有成年人身上都能产生不错的效果。但据某些人讲，它好像更受35岁以上人群的青睐。因为这个年龄的人们发现降低体重开始变得异常困难，同时他们更加清醒地意识到生命有限，那些慢性的或是威胁生命的家族疾病也逐渐露出端倪。

我之前的衣服都穿不了。在哥哥50岁生日的照片里，我发现我们全都超重了。我很担心关节不好，害怕自己因为肥胖而疾病缠身。我妈妈很健忘，前一分钟发生的事情，下一分钟可能就忘了。

> 如果断食法可以让健忘症来得晚一些，我愿意试试，因为我不想变得糊涂。参与断食后，我感觉很好。现在我更加相信自己能回避掉那些困扰父母的健康问题和祖父母生前罹患的那些疾病。（琳达，52岁）

我建立的社交网站脸谱小组（小组名称为The 5∶2 diet，非常欢迎你加入）中有很多鼓舞人心的故事，其中有男主人公也有女主人公，还有各个年龄段和各个行业的人。虽然他们身份不同，但他们参与5∶2断食的结果都一样：不仅体重降低了，而且身体状况正在向积极正面改进。

5∶2轻断食相对于其他节食法来说，优势很明显。它带来的生理变化可以帮助身体乃至大脑进行自我疗愈。5∶2轻断食确实会对身体各系统造成压力，但我们的身体对这种压力的反应却是非常积极正面的。在人和动物身上所作的研究结果显示，断食会促进IGF-1荷尔蒙水平降低，而这种荷尔蒙会诱发癌变。断食还可以降低血压和胆固醇水平、激活身体细胞修复程序，甚至可以促进大脑产生更多的神经元。

当然，对于个体而言，这些效果不像体重那样容易测量。但已经有越来越多的证据显示，这种方法带给人们的好处远远不止体重降低。

5∶2让你重新驾驭你的身体

这种方法还有一个益处，我在BBC的那档节目中并没有提及，但正是这一益处改变了包括我在内的很多5∶2轻断食者的态度。

本来今年我差不多要破罐破摔，任由自己这样胖死下去。我觉得我无力掌控，也为自己缺乏意志力感到非常沮丧，可我又实在无法自拔。

让我惊喜的是，断食的日子对我的思维和行为方式都产生了深刻的影响。即使在不断食的时候，这种影响依然存在。之前我仿佛和自己的胃失去了联络，而现在终于恢复了，我还重新学习了如何应对偶然出现的饥饿煎熬。是 5∶2 轻断食帮我和很多人恢复了自己与身体机能的连接。

> 我发现断食日有很好的“净化”效果。它让我明白，原来生存所需要的卡路里比我原来想象的要少很多。还有那些偶尔的饮食过量，几乎可以毫不费力地“校正”过来，比如假期和圣诞节，我们常常喜欢暴饮暴食。（克莱尔，43 岁）

> 5∶2 轻断食对我真的很有效。我喜欢 2 天约束加 5 天完全自由这种一张一弛的生活，也完全可以接受断食的饥饿带来的轻微不适感。（詹姆斯，43 岁）

现在我觉得那些标榜“你永远不会觉得饿”的节食法只会害了我们。知道哪些进食是为了充饥，哪些是为了填补无聊、口渴、厌倦带来的空虚感，这本应是我们的一种基本能力，这种能力可以帮助我们控制和了解自己的体重状况。

> 5∶2 轻断食非常简单。饥饿的感觉其实对人体很有好处。以前听到的节食理论都说要少食多餐，现在我终于可以放心大胆地停掉一些正餐了，尤其是早餐。（茱莉雅，50 岁）

最简单、最省钱、最健康！

这种方法之所以让我们很多人无法拒绝，是因为它很简单。完全由自己决定每周过多少天限制卡路里摄入的日子，然后要么通过一些简单的数学运算得出自己在断食日进食的上限，要么按照女性500卡、男性600卡的平均标准进食。

既简单，又省钱

断食日吃的食物都很常见，如果你家的食物间和冰箱里没有，在当地市场你也一定可以买到。断食日，你不需要任何特别的东西，也不需要花大价钱买什么东西替代餐食。

> 我一向懒得做饭，所以一切从简：午饭吃吐司配豆子，晚饭喝店里买的现成汤。我肯定没法获得澳大利亚餐饮节目《厨艺大师》（*Masterchef*）大奖，但我觉得无所谓，因为要想坚持断食，简单方便很重要。（凯蒂，30岁）

你所需要的工具只有两个。一个是厨房秤，另一个可以是一本书，也可以是一台电脑或一部智能手机，以便你使用在线工具或是应用程序计算出自己的卡路里摄入量。其实这两个工具也不是非要不可。

> 晚餐我一般都是吃伯德兹艾伊食品公司（Bird Eye）生产的鸡肉或牛肉，有时也在此基础上稍微变一些花样。这些食物都是称好了的，包装盒上也标明了卡路里量。这样就省得自己再去称重量和计算卡路里量了。（莎莉，49岁）

如果你按照本书后半部分给出的建议搭配饮食，就可以省掉计算卡路里的麻烦了。选择 5：2 断食法，你无需信仰任何宗教，只需利用那些重新焕发生机的古老智慧即可。

实践 5：2 轻断食之前……

有些人不应该在饮食模式上做大幅度的改变。这些人包括孕期和哺乳期的妈妈、儿童、青少年、糖尿病和其他一些疾病患者以及超重太多的人。虽然有些刚做妈妈的人和病态肥胖者也从这种方法中得到了益处，但我建议他们在开始前一定要寻求医学指导，千万不要擅自行动。

有饮食失调病史的人和对食物或外貌有心结的人，也同样要谨慎行事。对大部分人而言，一周有那么一两天少吃点不会觉得很难适应。但饮食习惯和别的习惯一样，对某些人来说极端顽固，强行改变可能伤害到身心健康。如果你有什么顾虑的话，请在考虑 5：2 轻断食之前，务必征求专家的意见。

为了安全起见，尝试这种断食法或任何别的改变饮食的方法前，最好先征求医生的意见。莎莉就是这么做的：

> 我建议你让你的医生或护士知道这件事，告诉他们你在节食，并与他们探讨你能想到的任何问题，然后按时到那里去称体重。
>
> 这样他们就可以对你保持关注，并对轻断食法对你产生的影响做一些医学记录。大部分的诊室都对减肥持支持的态度，所以你预约去称体重应该不是什么问题。（莎莉，49 岁）

我的情况有所不同。因为我的医生早就建议我减肥，我也知道我的基本身体指标没有什么需要特别担心的，包括血压、心率和断食时的血糖水平。但我也明白，如果我真的需要记录体重变化，我可以让这些医务人员提供帮助。现在我期待下一次体检，期盼从专业人员口中得知我确实更健康了！

第一次轻断食——会有很多个第一次吗?

2012 年 8 月 9 日
状态：兴奋、不安、没把握

我要赌一把。断食就是我未来的希望……但愿吧。

男朋友持保留态度，没看那档节目的其他朋友也满腹狐疑。有个家伙语气凝重地谈起“饥饿状态”（Starvation Mode）。他说削减卡路里摄入后，身体会让所有机能放慢，以防止你被饿死。他还听人们说，一旦恢复正常饮食，体重会反弹到比以前还高的水平。

可是根据上网查到的有限资料，我发现间歇性卡路里摄入限制法因为是“间歇”性的，所以可以避免可怕的饥饿状态。因为每次断食时间都不长，不足以让身体“大乱阵脚”。

外事不明问谷歌

因为我是在家上班的自由职业者，所以平常如果有事需要作决定，我的第一反应一般都是先谷歌搜索一番。我没觉得这有什么值得骄傲的。不过告诉各位我最近向谷歌老兄请教了什么样的问题也无妨：哪里可以租到度假小屋？我新买的复杂手机如何接听？玛丽莲·梦露是不是真的很空虚（看上去是的）？所以我最新的节食大计自然也难逃被“谷歌”的命运。

那档电视断食节目确实很吸引人，但我还有N多问题：断食日我一天该吃几顿饭合适？是吃1顿好还是吃3顿好？断食日我的卡路里摄入量该设为多少？在那些不受限制可以胡吃海喝的日子，我真的可以想吃多少就吃多少吗？

我期盼着能发现有关这种方法的很多网页，可找到的都是一些泛泛而谈的资料，不是学术论文就是名字很忽悠人的电子书，而且需要花大把银子才能看到。

不过称赞它保健潜力的信息还是可以找到不少的，如此，我还是放手一搏吧！

好好算笔卡路里账

我要做的第一件事就是算一算保持我现在的块头大概需要多少卡路里。此项工作我借助了MyFitnessPal网站，我手机上有这个应用程序。这个网站界面简洁，一直帮着我统计饭量，然后告诉我吃得太多，让我因为缺乏自控而内疚不已：我竟然喝了那么多起泡酒？

第一步先算出我的基础代谢率（BMR，全称Basal Metabolic Rate），也就是我这种身高、体重和年龄的人每天大概需要多少卡路里。计算的公式至少有两种，得出的数值也不尽相同。我挑了其中一个公式，得到的结果是1 365卡路里，这低得有点吓人了……

后来我才明白，这只是个绝对基数，还要根据我的锻炼情况乘以一个系数。这就是哈里斯·班尼迪克（Harris Benedict）方程式，BMR乘以与锻炼多少有关的数值。

很少 / 没有锻炼：

BMR × 1.2= 卡路里总需求

轻度锻炼：

BMR × 1.375= 卡路里总需求

中度锻炼（每周 3 ～ 5 天）：

BMR × 1.55= 卡路里总需求

经常锻炼（每周 6 ～ 7 天）：

BMR × 1.725= 卡路里总需求

过多锻炼（非常辛苦的体力工作）：

BMR × 1.9= 卡路里总需求

我选了“轻度”，然后小心翼翼地乘上那个基数。于是：

1 365 × 1.375=1 876.875

貌似这就是我保持目前体型每天该摄入的卡路里量了。我之前试过的节食法大多每天最多只能摄入 1 000 卡，所以 1 877 卡已经是个很仁慈的数字了。

天晓得我每天吃的什么让我长这么多肉。

第三个要算的数最要命，因为这种方法的名字里有“断食”两个字（科学研究说可能会给我很多健康好处），所以我要把卡路里需求量乘以 25%。

算出的结果让我觉得有些恐怖：469.25，这个数字甚至比电视节目里主持人麦克·莫斯利医生引述的女人 500 卡男人 600 卡的平均数还要低。我打开冰箱，开始浏览所有食物的标签：主食、汤、果蔬……

这个数字确实低了些，不过我也并非不能做到。

轻断食，几天合适？

最后要做的是决定卡路里摄入限制的频率。我进入过麦克·莫斯利的推特，他开始时实践的是5∶2法，也就是每周5天正常吃喝，2天（周二和周四）对饮食大加限制。由于减肥十分成功，他转而实践6∶1法。网上还有人在尝试隔日断食法，也就是断一天吃一天断一天，不过这个让我有些胆怯。虽然实践隔日断食法每隔一天还可以正常饮食，但对于如何度过一天少于500卡路里的日子，我心里还没底呢。

5∶2作为起步阶段的选择还是可以接受的。那就开始执行吧……

断食第一天，我不是那么没出息

醒来以后，我尽量假装这只是一个普通的日子，然后碰巧只能吃身体所需1/4的食物，得到的能量很可能只有正常吃饭时的1/6！

早饭我吃的是平时常吃的水果酸奶组合。当年尝试低碳水化合物饮食时，我就喜欢这样吃，而且它能让我在午饭前不觉得饿。可问题是，如果照习惯的量吃，我这一天中大半的卡路里配额就用完了，所以我只好请电子秤帮我称出一份玩偶房子般大小的早餐。你大概对于25克的酸奶没有什么概念，它就大约相当于一只小锅容量的1/5。多乎哉？不多也。我拿一只袖珍碗装上，并用汤匙慢慢地品了4小口。

事先我买了一大瓶苏打汽水“款待”自己。作为节食者中的元老，我深知多喝水的重要性。看来今天我只能靠它补气了……

随着午饭时间逼近，我的情绪变得很低落，而且祸不单行。我收到了一封拒绝信，被告知妇女协会的面试落选，无法进入其正式的主持人名录。过去我参加过他们的节目，但在面试现场，100多人的评审团还是觉得我不够好，尽管他们也提到我口齿清晰、性格开朗。

不需要我这个胖子抛头露面也好。我站在厨房里，一手拿着拒绝信，另一只手对着一包甜食蠢蠢欲动。

手别向前伸。我不是那么没出息，没有那包甜点我依然能开心。

我给自己沏了杯零卡路里的黑咖啡，并尽量不想午饭的事。

称一称，量一量

称重也是一种不错的体育活动，此外，阅读现成食品上的标签也不错。说实在的，巧妇难为无卡路里之炊。不过我还真在玛莎百货（Marks & Spencer）里看见了一包南瓜。半包只有 140 卡路里。于是我把它当午饭吃了，吃完之后还挺饱的。剩下的卡路里还得以让我享用 5 个小小的番茄和几片芝麻叶。我浇了满满一汤匙的香醋做调料。

为了省事，晚餐吃的还是南瓜。既然有现成的好办法，还摸索什么？甜点跟早餐一样。这样一天下来我才摄入了 466 卡路里！比配额的还少，没多吃几片芝麻叶真是亏大了……

该洗洗睡了

回顾一下这一天吧。我有点头疼，感觉比挨饿更躁动。晚上吃得也很少。男友跟朋友们出去鬼混了，所以我还算轻松，不需要下厨，也没人劝酒。

不过更让我轻松的是，明天就可以随心所欲地吃了。我还是早点上床吧，虽然我的肚子在叫唤，但心里没有内疚感。还有 12 个小时多一点就能吃早饭了，希望美味提前去梦里报到。

我的精确到克的食谱

早 饭

希腊风味天然酸奶 25g，34 卡；

杏仁末 4g，25 卡；

生草莓 53g，17 卡。

午 饭

南瓜半份，140 卡；

芝麻叶沙拉 20g，4 卡；

摩德纳香醋 5ml，5 卡；

小番茄 5 个，15 卡。

晚 饭

南瓜半份，140 卡；

小番茄 5 个，15 卡；

普通香醋 0.25 汤匙，3 卡。

甜 点

希腊风味天然酸奶 19g，25 卡；

杏仁末 5g，31 卡；

生草莓 63g，12 卡。

全天总计：466 卡

数字告诉你，为什么轻断食有助瘦身？

苗条的人不仅在泳池旁看着舒服些，而且他们的寿命也较长。真是可恶啊！

这就是体检时医生测你的体重并计算你身体质量指数 BMI 的原因。这个指数可以根据你的身高和体重简单地计算出来。有人会觉得计算方法过于简单了。在博客中约翰・布里发医生介绍了其中的很多道理。你可以在网络浏览器中输入网址 bit.ly/TsfjeU，或者按我之前说的，到我的页面 kate-harrison.com/5-2diet 去下载完整的链接目录。

如果你的 BMI 值超过了 25，就可以正式宣布你超重了。如果超过了 30，你就可以被归为肥胖人群了。从统计意义上来说，这个数字越高，就越容易得病。

下面的公式可以算出你的 BMI 值：

BMI= 体重（kg）/［身高（m）× 身高（m）］

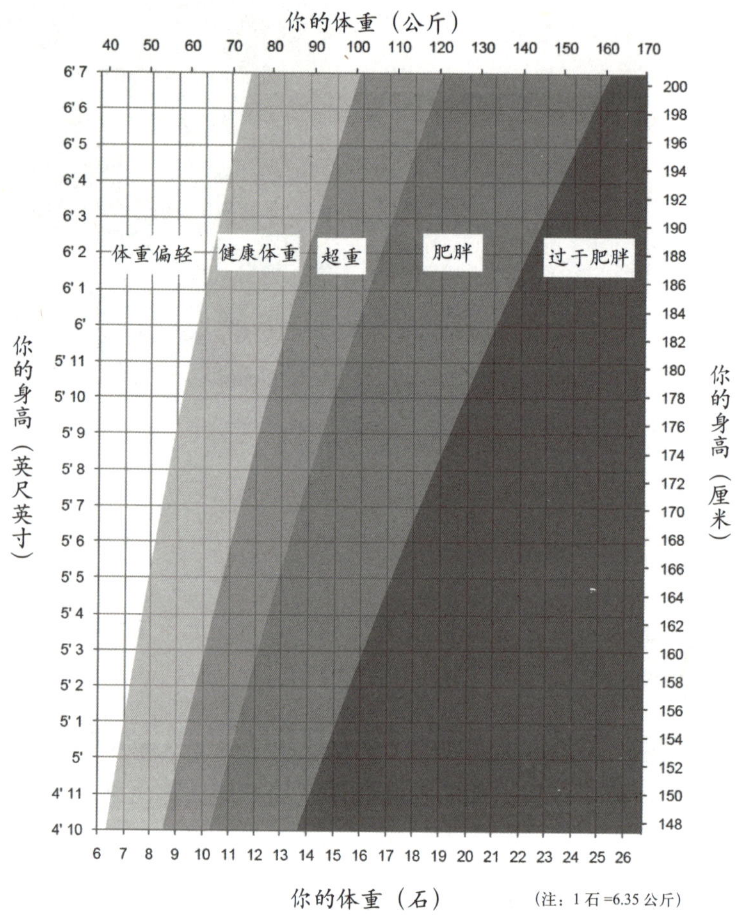

图 1-1　不同身高体重的 BMI 值

作为衡量标准，BMI 并不完美。你也许听说过有的橄榄球球员或别的运动员每天要训练很多个小时，但他们的 BMI 指数还是偏“肥胖”。那是因为他们虽然没有多少脂肪，但他们的肌肉重量（Muscle Mass）很大。BMI 用在儿童身上也不合适。

此外，患病风险的计算是基于大规模的调研，不能反映某个个体到底有多少患病风险，因为还有很多别的影响因素可能影响个体的患病风险，比如家庭病史、遗传基因、生活方式和环境等。

BMI 不是衡量超重对健康影响的唯一指标。从腰围粗细也可以判断患心血管疾病的几率。腰围粗细显示了身体的重要器官周围囤积了多少“内脏脂肪”。与拥有腰围很粗的“苹果形”身材的人相比，拥有臀部和大腿较丰满的“梨形”身材的人患病风险更低。腰围越粗，患心脏病或Ⅱ型糖尿病的风险越高。根据英国国家医疗服务体系标准，如果男性腰围达到 0.94 米，女性腰围达到 0.8 米，患病的概率将非常高。

2012 年一项研究调查了 30 万人，发现腰围在身高一半以内的人患糖尿病、中风、心脏病的风险更低，所以公众最好将腰围控制在自己身高的一半以内。就我而言，我身高 1.63 米，所以我的腰围应该低于 0.81 米。开始 5∶2 轻断食后，我的腰围已经从 0.81 米降到了 0.73 米。

是该死的谎言，还是逆耳忠言？

先别把 BMI 一棍子打死，因为统计数据并非一无是处。也许真有这么一位姑奶奶，抽烟没命、体壮如牛、一顿饭吃头猪，100 岁庆生早餐还能喝上个半斤八两。但这肯定是个别现象，如果大家都跟她那样生活，那么我们基本上全是给她垫背的。

超重会增加我们患上一系列疾病的风险，其中包括：

高血压；

Ⅱ型糖尿病；

冠心病；

中风；

胆囊病变；

乳腺癌或结肠癌；

关节炎；

呼吸道问题。

没错，凡事都有例外。你也许就希望自己成为那个例外吧。当然你也可以选择保持健康的体重，让数据变得对自己有利。

不管你的 BMI 是多少，你应该不需要用数字提醒自己超重了。我估计你作为本书的读者，其实跟我一样，都想改善那些让人折寿或者让生活质量下降的身体状况，另外也希望能在泳池边风姿绰约一把……可是大家都知道，想减肥谈何容易啊。

能找到的节食法我都试过了！11 岁的时候我第一次被带到一家瘦身俱乐部，从那之后就一直在控制饮食，可减肥效果时好时坏。17 岁时我用饥饿法减肥成功。当时早餐吃 0.028 公斤的麸纤维（干的），午餐是一个苹果，晚上吃青菜沙拉。我会跟妈妈撒谎，说午饭在大学里吃，所以晚饭就不用吃了。我坚持了 2 年，体重减到了 58 公斤。这对于我 170 厘米的身材来说实在太瘦了。可是之后，我一恢复正常饮食，体重马上就反弹了。

20 多岁的时候我参加了《瘦身杂志》(*Slimming Magazine*) 组织的减肥俱乐部，结果距我设定的体重目标相差不到 3 公斤。之后，我一恢复正常饮食，体重还是马上反弹。后来我还参加过国际体重监视公司（Weight Watchers）、瘦身世界（Slimming

World)、露丝玛丽·康利（Rosemary Conley）课程，还试过阿特金斯低糖减肥法（Atkins）、保罗·麦肯纳（Paul McKenna）催眠减肥、斯卡斯代尔（Scarsdale）减肥法……我试过的减肥方法实在太多了，根本说不完！（珍妮，53 岁）

我试过各种方法，包括白菜汤节食法、速瘦法（Slimfast）、碧昂斯（Beyonce）节食法。长期减肥效果最好的是碧昂斯节食法，它让我两次成功减肥，但后来体重又慢慢回来了。我太贪吃了，真的，就是这个简单的原因导致我重新肥胖了起来。（莎莉，49 岁）

吃太多变胖，还招来死瘦子们的风凉话

那些没有体重问题的人总爱说一些让人抓狂的大实话。

“减肥很容易，”他们会这样说，“超级简单，无非就是少吃多动。”

他们也可能会讲一些基本的数学原理：如果你吃进去的食物大于消耗掉的，你的体重就会增加，反之就会减少。

如果我们问：“要是我觉得有点发胖呢？”

他们可能会一边比划着想象中大了 3 厘米（他们那轻松的样子感觉更像 3 毫米）的腰围一边这样说：“只需要忍耐一两个星期不吃巧克力，就能恢复正常了。”好吧，他们真是强人！而对于我们当中很多人而言，减肥要复杂得多。

没有哪种食物是有罪的

本书不探讨肥胖横行背后的原因，但我们却不能无视这个大背景。为什么会有这么多人超重？我觉得这个问题很重要，而且它还

与另一个问题有关联，即为什么 5:2 轻断食可以在很多人身上奏效而别的方法却不行？

现实情况是，大部分人都有条件吃上既营养又美味的食物，从而保持身体健康又不发胖。我会在后面的章节进一步探讨对待食物的态度问题，以及这种断食法对这一态度的积极影响。不过还是先听听莎莉怎么说吧。

> 我赞赏“没有哪种食物是有罪的”这种说法。这一生我一直游走在各种节食法之间，现在已经找到了真正有效的方法。它很灵活，所以让它融入我的生活并不会太难。假如哪天由于什么特殊原因（比如应酬）导致我没办法断食，我也不会觉得前功尽弃，因为只要明天重新开始就好了。（莎莉，49 岁）

我也一样。几个星期之后，我就不再有受亏待或内疚的感觉，也不再受胃口左右了。这也就意味着减肥变成了数学问题，而不再是心理问题。

5:2断食，减肥仅仅是个数学问题

从根本上讲，5:2 断食、6:1 断食或者隔日断食法的原理跟所有其他的节食法都一样：吃进去的能量少于消耗掉的，所以体重就下降。归根结底，减肥见效还是因为吃得少。

这听上去没什么惊人，因为它本质上确实跟所有节食法没有区别。但这种方法对身体和大脑确实有一些独到的功效。断食法可能让身体产生所谓的代谢优势（Metabolic Advantage），也就是说这种特殊的饮食方法导致的体重减少的量（确切地说，是脂肪减少量）要大于减掉的卡路里直接换算出来的理论量，不过这还需要进一步的研究证实。

在新的研究成果问世之前，所有的节食法还要依赖卡路里的计算，少吃些碳水化合物吧。不是很多人都在讨论酮症吗？身体在无法获得易于处理的糖类时，会开始对脂肪分子下手，而我们吃的碳水化合物正是糖类的来源。那些支持低碳水化合物饮食的人宣称，酮症是减肥成功的关键因素之一，有些人几乎把酮症当成了“神奇”的身体状态。

然而，很多研究结果显示这个观点有些故弄玄虚。选择低碳水化合物饮食的人之所以摄入的卡路里少了，只是因为他们从食谱中砍掉了整整一个大类的食物而已。

我也是低碳水化合物饮食的过来人。我当时也是自然而然减少了进食，因为我的选择面变小了。虽然我还可以吃我钟爱的黄油，可是没有了焦脆的吐司和可人的烤土豆，黄油还有什么意义呢？我也不怎么饿，因为蛋白质容易让人感觉饱，这算是高蛋白饮食的一个好处。但它也存在一些其他方面的潜在问题，而且会慢慢浮出水面。当然了，低碳水化合物饮食脂肪含量通常比较高，这是它的另一个问题：这些脂肪含量高的食物会让我饭后恶心，弄得我什么都不想吃。因此出于无奈，我才少摄入卡路里。

后来我们搬到了西班牙，这里的人对于面包的热爱近乎到了信仰的程度。玉米饼卷土豆是素食者必吃的食物，所以面包和土豆重新回到了我的菜谱中，而且原本我对它们就一向欲罢不能，于是我的体重恢复了原样，还超出了一些。

有些饮食法更为极端，如白菜汤法、枫糖法和葡萄柚法。它们固然可以减少你的卡路里摄入，但同时也影响你的社交。谁会愿意下半辈子只吃葡萄柚？我估计这样的生活可能会让我度日如年。

白菜汤就更不用说了吧……

节食的基本方程式

X（维持身体功能所需的能量）－Y（3 500 卡路里）=Z

代数一向不是我的强项，但简单运算我还是会的。

其中的原理是这样的：根据理论估计，要想减掉 0.45 公斤的体重，我们需要消耗 3 500 卡路里“赤字”。反过来，同样的数字也会造成增肥 0.45 公斤。如果我们在任意时间段吃下了比实际需要多 3 500 卡路里的热量，那么我们都有增重 0.45 公斤的潜在可能。

这就解释了为什么哪怕每天多吃一块饼干，一年下来也会增加很多体重。这一数学公式的积极意义在于，如果我们在日常饮食中削减哪怕少少的热量，比如热饮中不加糖，也可以产生显著的累积效应。

所以想变轻 0.45 公斤的话，你就必须比自己身体所需要的少摄入 3 500 卡路里。如果少摄入 35 000 卡路里，就能减 4.5 公斤。

理论上是这样，但就像节食和营养领域别的理论一样，总会有人怀疑是不是真的这么简单。约翰·布里发认为，“卡路里跟卡路里也不一定一样”，因为蛋白质中的卡路里可以让你长时间不觉得饿，而脂肪中的卡路里可以改变身体中储存的脂肪的新陈代谢模式，相对于碳水化合物中的卡路里，它有自身的优势。另一个影响我们减肥成效的因素是锻炼。大家都知道生命在于运动，如果你练出了腱子肉，你的肌肉会比原来的脂肪还要更密实、更重。

为了计算方便，我们还是假定 3 500 卡的热量等于 0.45 公斤的肉。它给我们提供了一个基准。而且显然我们确实需要减少进食，这样才能就可以制造出一个赤字，为燃烧备用脂肪创造条件。问题是，怎样才能得到这个赤字？

在我的节食历程中，我一度以为必须每天节食。这就让事情变得很棘手，因为戒掉所有钟爱的美食实在太难。想到前面无穷无尽的苦日子，很容易让人打退堂鼓。

5：2才是你最佳的选择

5：2 轻断食，与所有别的形式的间歇断食或卡路里摄入限制法很像，但又不一样。如果你在短期内实践比 5：2 幅度更大的卡路里摄入限制法，你也可以达到减肥的效果，而 5：2 轻断食收效可能会慢一些，但你不需要完全拒绝口腹之欲，所以坚持下来的概率会高很多。

我以前从来没有很正经地节食过，而《地平线》这期节目吸引了我。我注意到了自己的体重一直在上升：衣服变紧了，弯腰系鞋带时肚子上的褶子变多了。现在我按 600 卡路里的平均数坚持每周 3 天断食，发现完全没问题。（约翰，58 岁）

我发现 5：2 轻断食相对于别的方法而言，痛苦较小。我可以很容易把它融入家庭生活和社交场合，因为大部分时间里你都不用把它放在心上。我的另一半是个厨子，所以我不可能一周 7 天都少吃或者天天算计着卡路里吃饭，但一周 2 天还是可以做到。（莎莉，49 岁）

清楚明白的卡路里账单

一个活动适度、体型中等的女性每天需要 1 800 ～ 2 000 卡路里维持她的体重，而男性则需要 2 300 ～ 2 500 卡路里。

我们暂时先以男女平均值为例。

2 000（每日所需）×7（每周天数）=14 000（维持体重所需的卡路里总量）

因此超重的你如果想每周减肥 0.45 公斤，就要减少 3 500 卡路里的摄入，也就是你说最多可以摄入：

每周 10 500 卡路里，也就是每天 1 500 卡路里

而传统的卡路里摄入限制节食法：

7 天中每天 1 500 卡路里

每周总量：10 500 卡路里

其实很多节食法对卡路里的控制都比这个严格。虽然它比起你每天习惯的摄入量或许已经少了很多，但这仍然意味着在很长一段日子里，你都要数着卡路里吃饭。以减掉 7.25 公斤为例，你需要坚

持过 14 周计算卡路里的苦日子。如果你想减掉 25 公斤，等待你的将是 1 年多吃饭提心吊胆的日子。

5：2 轻断食的原理是：你需要更大幅度地控制卡路里摄入量，但仅限于每周 2 天，在剩下的时间里你可以正常进食。

5× 正常进食时每天的摄入量（大约 2 000 卡路里）=10 000 卡路里

2× 断食日每天 500 卡路里的摄入量（每日能量所需的 25%）=1 000 卡路里

每周总量：11 000 卡路里

估计数学比较好的读者已经看出来了，这比每天都严格控制卡路里摄入量的方法多摄入了 500 卡路里。这可能会让你的减肥速度变慢。但很多断食者都表示，在那 5 天任意吃喝的日子也会自然而然地少吃一点。所以我估计理论上多出来的这一点在实际生活中基本被抵消了。

我能坚持断食是因为我知道明天就有品尝巧克力和红酒的自由了，不可思议的是，正因为有了这个自由，我反倒不会去大吃大喝了。（麦范威，49 岁）

对于很多人而言，5：2 轻断食的关键之处就在于它容易坚持。一周只需要两天的谨小慎微，其他日子里则可以轻松饮食，跟常人一样。那些靠这个方法减肥成功的人士，都很感谢它是如此的容易坚持。如果你决定每周再多一些断食，比如隔天进行，卡路里赤字就会更多。以每周选择周日、周二和周四断食为例：

4×正常日子大约每天2 000卡路里=8 000

3×断食日每天500卡路里（每日能量所需的25%）=1 500

每周总量：9 500卡路里

而根据隔日断食法（下周可能情形相反）：

4×断食=2 000

3×正常饮食=6 000

每周总量：8 000卡路里

很多实践隔天断食法的人始终都是每周断3天。另外需要注意的是，最好不要比隔天断食更频繁，以免由于新陈代谢变化过于激烈而出现一些违背减肥保健初衷的情况。如果你能严格按照本书的指导断食，也不会出现这样的问题。

2天轻断食，So Easy！

坦白讲，开始的时候确实要适应一段时间。我们都习惯了不饿就吃，所以仅仅做到“饿了才吃”就足以让有的人不适应甚至惶恐了。

不能说我多么盼着断食日的到来，可它们确实不那么难熬，而我也一直坚持了下来。我有血糖方面的问题，所以早上必须吃东西，不然我更愿意推迟到午饭或更晚再吃。（史蒂夫，49 岁）

断食很容易，而且坚持得越久就越觉得容易。建议你在断食日吃些含蛋白质的食物，然后至少先坚持一个月再去判断对你是否有用。（保罗，47 岁）

女性 500 卡路里、男性 600 卡路里的能量足以让你远离不舒服的感觉，如果你懂得选择吃什么，那就更没问题了。本书有很多这方面的信息，包括简易菜谱和现成餐食建议。

另外不管你信不信，饥饿真的没什么大不了。回头想想，估计口渴和无聊的经历比饥饿多得多。

要想学会控制胃口和饮食，最有效的办法之一就是先让自己体会饥饿的感觉，然后再吃。

最后还有一点很关键，那就是每次只需坚持一天。“普通”节食法每天都千篇一律，而 5：2 轻断食只需要你在为数不多的几天里控制自己，而且这几天还不是连续的。长期不让你碰蛋糕和红酒，就像因为发胖而被判了刑一样，让人难以忍受，但我向你保证，只忍耐一天真的不难做到。

不可思议的变化

以上就是这种断食法背后的数学原理。它会让你对节食另眼相看，而且它有潜力催生大变化。很多研究显示（1.usa.gov/fLnc4v），断食法的功效丝毫不亚于传统的每日节食法，而且还更容易坚持！

有关减肥的前沿研究还发现，断食可能会改变身体对卡路里赤字的反应模式，从而让你燃烧掉比其他节食法更多的脂肪。当你吃进碳水化合物类食物时，身体会产生胰岛素，从而使糖分转换成能量，如此就要动用储备的脂肪来产生能量了。

因此身体中的胰岛素越少，你就会越多地使用自身的脂肪作为维持生命活力的“燃料”。关于这一点，bit.ly/V53n52 这个链接有篇很好的文章对这点讲得很详细。另外再次提示大家，从我的网页上直接可以进入本书中提到的所有链接。

轻断食，大奇效

5：2 轻断食或者其他形式的断食法除了减肥以外还有其他作用吗？越来越多的证据显示，确实有其他作用。研究发现，短时间内大幅度限制饮食可能会对身体产生奇效，比如促进自愈、让不良生活方式对身体的伤害降到最小，甚至保护脑细胞或促进其生长。

它为什么会有这些功效呢？我们会在第 3 章中探讨，秘密就在你的细胞和基因里。

还是先看看我的 5：2 断食实验第 1 周的情况吧。

上了轻断食的“贼船”，再也不想下来啦

2012年8月和9月
状态：兴奋、好奇、幸运

一次断食结束了，还有千万次在下半辈子等着我……

断食的第二天，我感觉很棒。我必须承认，这天我有点吃撑了。反正电视节目里说了，不断食的日子允许挑爱吃的多吃些。本来一直到下午茶时间我都很矜持，早餐也老老实实吃地只吃酸奶组合，可突然间局面就失控了。谢天谢地啊，都要到周五晚上了。我准备把冰箱里的东西一举拿下。

今天起床之后，一开始我表现都很好。早饭吃的蓝莓和酸奶只有104卡，午饭也只吃了一个三明治，不过，晚餐要让大家见笑了。

意大利玫瑰红酒500ml：300卡；

酥饼：440卡；

墨西哥玉米片25g：119卡；

日本青豆、豌豆和芥末酱共125g：208卡；

全麦小面包：155 卡；

蒜香蘑菇 100g：135 卡；

小西红柿 5 个 60g：12 卡；

黄油 10g：69 卡；

拔丝苹果：68 卡。

合计 1 506 卡

把这些全都公之于众，不禁让我有些羞愧。这里面有种甜点的卡路里几乎等同于昨天一整天摄入的量。另外，我还喝了大半瓶红酒，难道我是在庆祝今天不用断食吗？思来想去，我还是觉得要诚实点，谁都有不顺心的日子，何况我吃的比之前算出来的维持现有体重的 1 876 卡没多啊。

我不断食的时候肯定不会总是监测吃了多少，而且我觉得很安心，因为这种节食法不会让我错过任何心仪的美味，只是需要掌握一下吃的时机罢了。只要在断食的时候谨慎行事，我就可以达到减肥的目的。话说又该断食了……

第二次断食是在周六，我吃得跟上一次断食完全一样。开始我还担心会吃腻，但实际却感觉是种解脱，毕竟每天换着花样吃早饭只是节食书里的说法。坚持一个不会让自己觉得饿的食谱有错吗？

八月派对正当时！

当决定踏上断食这条“贼船”时，我就已经知道，8 月不会那么好过，因为我有 N 多派对和活动要参加。所以我推断：要么断食难以坚持，要么能保持原体重不增就算不错，而减肥实在是种奢求。这个月，我总共断食了 7 天，发现之前的预期还是很现实的。

电脑里的女学究

MyFitnessPal 很生气！断食的时候，它怪我吃得太少，说我可能会进入饥饿状态……幸好我提前恶补了科学知识，知道每次只断食一天不会影响到我的新陈代谢。

最奇怪的事情是，我已经开始喜欢上断食的日子了，我对它都有些期待了。我觉得断食的日子不用想着吃什么和怎么吃，这很让人省心，对于我的身体来说，也算是小憩。身体的反应好像跟传说当中的挺吻合：我吃的蛋白质少了，身体运行就不那么快了，而且还可以让其进行自我修复。

我还试验过在不同时间进食。家族里得糖尿病的人很多，于是我就想，断食的好处之一不是身体可以不用不停地制造胰岛素吗？如果这种想法成立，那么减少进食餐数可能会有好处。

同样惊奇的是，我发现其实以前我完全忘了饥饿是什么感觉，而常常会把口渴乃至无聊错当成饥饿。

现在总算有机会让自己在断食的日子真正体验饿的感觉了。我才发现它远没有担心的那样可怕或是强大。我觉得我挺幸运的，可以每周有一两天不用操心吃饭的问题，也不用担心想吃的时候没有东西可吃。

实践断食法，让我有种走上正道的感觉，它会提醒你吃多少才合适以及该吃的时候有得吃是件多么幸运的事。

2.3 公斤的力量

8 月 31 日体重：70.7 公斤

轻断食法已坚持：22 天

这意味着我已经减掉了 2.3 公斤。

万岁！减得比我预期的还要多。我的衣服都变宽松了。我对这种减肥方法越来越有信心了……这莫非就是让我踏破铁鞋无觅处的那个方法？

汤汤水水过九月

派对月过去了，生活重归于现实。我喜欢秋天，也乐得可以正经地安安心心断食了。上个月我减掉了2.3公斤，这是一个好的开始，而且我觉得这样的好局面会继续下去。

我逐渐养成了规律，并把断食日安排在周一和周三，这样我就可以在周末出去吃个痛快，而不用管卡路里的事。

在断食日，我还把早饭省了，但保留了黑咖啡。尽管我热衷下厨，在断食的日子里，我还是吃得很简单，通常是沙拉、速食汤，有时再吃点浆果或是酸奶。我还会在断食日盘算周末烤些什么甜点，而这在当年尝试低碳水化合物饮食或连续性卡路里摄入限制时是完全不可能的事。

不吃早饭不是为了便于计算卡路里，因为有 MyFitnessPal 的帮助，计算卡路里不是什么难事，而是因为我开始懂得用直觉来判断吃多少合适。

甜菜根的力量

月中时天气转凉。我担心从吃沙拉到喝汤的转型能否成功，于是买来超市里那种大碗包装的汤先来试验一下。即使是一份含有奶酪或奶油的速食汤也很少会超过150卡，因此它们就成了我断食当天的基本食物。我很开心，断食日吃的大部分东西都包含在汤里了，这在一定程度上让断食显得不那么吓人了。

我喜欢甜菜根汤。断食日，我经常吃甜菜根，尤其是那种带辣味的，我能吃下一整筐。我甚至奇怪自己的脸色怎么没变得跟甜菜根一样粉红。

除了汤之外，我还可以摄入几百卡路里，因此我可以再吃些小吃或点心：甜菜根（噢耶！）、几颗冻浆果加酸奶、几个苹果、一根香蕉以及世界上最小份的墨西哥玉米片。一天晚上我去见了几个朋友，可又不想取消断食，于是干脆喝了一杯葡萄酒。一杯酒下肚可是 100 卡路里。我把 1/5 的卡路里配额用在酒上，这确实有点颓废，但最起码我没有驳朋友的面子。

玩偶房子那么小份的晚餐我都别想吃了，所以只能空悲切。但每周只有 2 天断食，想到这，我也就无所谓了。我已经看出来了，老是称称量量会把人弄成强迫症，伤不起啊！所以，我认为那些可以随心所欲胡吃海喝的日子很重要，它们能维护你的心理和生理健康。这就是享受美味的好处和作用，可太多的节食法视之为禁忌。

是大餐不是饱食！

我决定把不断食的日子变成“大餐日”。在那期电视节目中，他们把这些日子叫“饱食日”，这听上去多少有些土气，而且让我想到一篇讲“肥女控”男人的文章。这种男人喜欢与比自己彪悍的女人约会，然后看着她们暴殄天物地狂吃。这两种联想都与我期待的生活方式格格不入。“大餐”这个词就让我感觉舒服多了，这个词给我的感觉不是没命地大吃蛋糕和布丁，而是可以任选爱吃的美食细细品味。

我还发现，逐渐适应断食后，刚开始断食时在“大餐日”矫枉过正的冲动慢慢消退。其中一个原因是，在前一天的卡路里摄入控制之后，我会更清楚每种食品的热量。这样我就可以安心地在吃完一小份午餐后品味一块咖世家(Costa)巧克力蛋糕。有时为了赶火车，我匆匆忙忙，甚至不知道往嘴里塞了什么。回味起来，巧克力蛋糕真好吃啊!

另一个原因是，经历500卡路里配额一天的断食后，你的感官会变得更敏感。哪怕只是抹了花生酱的一小块吐司，你吃起来也格外的香。

52天，4公斤，数字魔力!

9月30日体重：69公斤

合计减肥：4公斤

断食法已坚持：52天

减肥速度方面我有所减慢，所以效果看上去还不是那么戏剧化。不过以这样的速度，到圣诞节我也可以减3公斤甚至更多，到时候我的BMI值就可以恢复到健康范围了。

虽然表面上看起来并不惊人，但这真的是一个重大突破。想想自己在七月时的样子，我就觉得自己很幸运。当时我的体重和胃口都处于失控状态，就连控制体重涨势我都觉得束手无策。

当然我也注意到了自己的变化。我的衣服更宽松了，文胸也要紧一紧了，被《每日邮报》以耸人听闻之势报道的背部赘肉还能嚣张下去吗?

翻滚吧，十月!

断食拼的就是心态。最起码我们可以这样说，减肥成功的人都可以为了长久的身体健康，调动意志力来管住小馋嘴。我知道这对于很多人来说并非易事，当然也包括我自己。如果吃下一小块巧克力蛋糕就会在身体上产生立竿见影的效果，事情可能会简单些。

越减越肥的敌人

我们的身体为了生存而摄入和储存能量，这对于人类早期至关重要。但在工业化的21世纪，很多人已经身在食物极大丰富的幸福之中，这时候，选择“正确”的食物可不是嘴上说说那么容易。理论上，我们有很多可口新鲜的农产品可供选购，应该可以作出正确的决定，但实际上，我知道很多人都感到茫然。

读读我的那些日记你就能看出来，我自身的体重问题是很多因素共同作用的结果：

由活跃型工作换成了久坐型工作；

对大多数体育运动心存敌意；

爱甜食，嘴馋；

爱下厨，尤爱烤西点；

轻度成瘾人格；

天生的“曲线美”；

严重依赖食物奖励，比如当我对紧绷的牛仔裤心存一丝不屑时，我的本能反应就是直奔饼干桶而去。

你又受什么困扰呢？不妨拿出几分钟的时间想一想，你会因为什么而作出错误的选择呢？以下这些能启发你吗？

压　力　我们生活忙碌、上班路远、加班加点，于是常常从食物中寻求慰藉，尤其是高脂肪高糖分的菜肴，然后借助快速得到的能量，赶在最后期限前完成工作，或者在辛苦了一天后犒劳一下自己。

广告诱惑　制造商和零售商都知道，加工食品常常有巨大的利润空间。于是食品广告总是特别突出产品如何提升能量或给人满足感，因为劳碌中的人们更容易买些好吃的或者快餐来吃，而不是去购买或准备新鲜的未加工食品。

对于食物是否健康缺乏完整信息来源　有的食物标签写着“低脂肪”，结果却是高糖分，有的写着“低糖”，结果却是高脂肪。坑爹啊！

媒体的审美导向　广告呈现的完美人让我们忘了什么叫正常和健康。望尘莫及的我们只好寻求食物的安慰。

家庭影响 我们对待食物的态度与我们的成长环境有密切关系。比如我们常常把食物作为奖励手段，我们做了不愿意做的事情后，可能会得到饼干或酒的“补偿”。

饥饿恐惧症 我们常常忙着“垫补”肚子或一天到晚吃食不断，有时是因为我们对饥饿感到恐惧，尽管对于工业化国家中的大部分人来说，饥饿只是偶尔出现的情况。

还记得饥饿的滋味吗？

没开始断食法前我真的忘了饥饿是什么感觉。我吃东西常常是因为口渴或无聊，已然与胃口无关，而我也不再懂得享受就餐前的那份期待。开始断食后，我如梦初醒，原来我还可以感知饥饿。于是我跟它打个招呼，然后继续每天的生活。我有很多方法让自己从饥饿中分神，比如苏打水、黑咖啡或是草本茶，甚至体育锻炼。“饿魔”会阵阵袭来，如果我能置之不理，它们就会渐渐偃旗息鼓。

饥肠辘辘时保持淡定的秘诀是什么？答案就是明天不需要这样了。我知道如果我不能多忍耐几个小时，等到明天再吃那些让自己垂涎的食物，那么我就真的无可救药了。无休无止地节食会让我的意志力败下阵来。而只是要先期待一天，第二天就可以享受美味的话，想要坚持就容易多了。

断食后我可以在周六晚上外出就餐或在周五晚上喝几杯葡萄酒，而不用担心我的节食“前功尽弃”。这意味着我不用改变跟老公的生活习惯，因为我们总是在周六出去吃。（朱莉，45 岁）

脂肪的罪与罚

之前的节食法存在的问题是，连续的卡路里摄入限制会让人有种被亏待甚至被惩罚的感觉。你带着美好的意愿乘兴而来，但很快你就会觉得天天这样限制进食就像是对自己馋嘴的制裁。等到忍无可忍了，你就会想："去它的吧，我馋我乐意。"于是你会弄来各种美味的食物安抚自己：巧克力、奶酪、面包和红酒。就这样罪恶的循环又开始了……

其他一些减肥方法，比如低碳水化合物法，它要求你砍掉几乎一整个大类的食物。所以你可能要完全戒掉爱吃的东西。

吃蛋糕是一种罪过，喝汤时想吃面包也只能靠幻想。你还可能因为在朋友晚餐派对或庆祝活动上的表现而留下"事儿妈"的恶名，因为你在明确告诉大家你"又"节食了，于是每次失败也都昭然若揭。

断食法的好处在于，它会改变我对饮食习惯的看法。我就把断食日看成是让身体稍微停下来喘口气，当然也是让我这个厨娘歇口气，因为在这一天我可以远离厨房。

它会提醒我，活着不仅仅是为了吃。我花了好几个断食日的时间领会到了这一点，然后我就解脱了。

有时候你感觉非得吃点什么不可。然而不论这种感觉多么急切，你都应该想着有些食物会让你发福。

多想想那些因为暴饮暴食而心情糟糕的经历，多想想轻断食日给你带来的益处。等你把这些都想起来了，你也就不觉得饿了。而且你会觉得越来越容易控制自己的嘴巴。

(佐伊，38 岁)

在开始断食的两周里，安妮塔在断食日只喝奶昔，她取得的效果很不错。

> 尽管只喝奶昔有点无趣，但我还是看到了它带来的好处，也开心地看到了自己的变化。奶昔里的热量微乎其微，所以，在断食日我不用考虑卡路里摄入的问题，也不用费心考虑吃什么。断食过后我再考虑吃什么时，就会更加注意不能超过卡路里摄入限制，因为我确实不想超标。（安妮塔，51 岁）

我在别的地方也提到过，饥饿再也吓不倒我了。而断食法也让我懂得了享受食物，不管是在断食日还是大餐日。我的味蕾又活跃起来了，它让我每一口都吃得津津有味。

我不是得了便宜卖乖，而是真的对食物更加心存感恩了。我明白，如果我实在饿得不行了，是可以吃东西的。有这样的选择让我感觉很幸运，因为我知道很多人没有。

断食法让我重新获得了关于饮食的良好心态，而同时它也带来了身体细胞层面的益处。在这里，我就要说说它对大脑的影响了。

饥饿让你的大脑更聪明、更健康

《地平线》那期电视节目向我们介绍了一种很特殊的老鼠。它们被培养成了老年痴呆症患者，然后又被分组喂养：有的吃垃圾食品；有的吃正常食品，而且可以吃到够为止；还有的隔日断食，吃一天不吃一天。

最后一组患上老年痴呆症的速度慢很多，当然最终难逃厄运。化验显示，这组老鼠得益于一系列的变化，其中包括脑源性神经营养因子 BDNF 水平升高，这种物质有助于保护现有神经元，并能促进新神经元生长，而且隔日断食式喂养的老鼠记忆力也更好。

断食为什么利脑?

这其中是什么原理呢？我们依靠常识就能推断出，卡路里摄入减少后大脑的活性会降低。这跟身体细胞一样，脑细胞也会停止对能量的“挥霍”。

美国抗衰老研究所神经系统科学家马克·马森相信，断食之所以能让大脑更好地发挥作用，有生物学方面的原因。如果早期原始人找不到食物，他就会挨饿并最终死去。因此他的大脑必然要更努力地工作，才能发现新的食物来源，或回忆起上次在什么地方找食物。

断食会给神经细胞施压，但正如我们在其他医学研究中看到的，这种压力可能是种好的压力，会提升心理健康，就好比锻炼给肌肉带来的压力可以提升身体状态一样。

这一研究发现它不仅对治疗老年痴呆症和其他形式的痴呆症有意义，对中风也同样有参考价值。马森计划开展更多研究，看看断食能不能推迟与衰老有关的认知能力下降。此外，有迹象显示，中年人从断食中获得的受益最大。如果早于这个年龄段断食，效果可能就没那么明显。

你可能对 bit.ly/QPanph 这个链接感兴趣。它记录了一个断食支持者对断食增强脑功能的研究，其中也涉及断食的其他潜在益处，读起来蛮有意思。

迄今为止，人类研究得出的证据还不是很确凿。据说马森本人已经由普通的卡路里摄入限制节食转为了间歇性断食。我总是禁不住想问问专家们，他们是怎么吃饭的？

5：2 的诱惑

看来 5：2 轻断食和其他形式的间歇断食或者间歇性卡路里摄入限制确有以下好处：

（1）帮你省钱；
（2）帮你最省心地减肥；
（3）让你轻松保持健康体重。

而它们的潜在好处有：

（1）降低你患上致命疾病的风险；
（2）改变你对食物和饥饿的态度；
（3）让你的脑力更卓越，更持久。

在本书的下一部分，我会告诉你如何量身打造适合你的断食法，以便你取得更好的减肥效果。让我们首先看看，冬日的暖阳会不会吞噬我的断食成果。

阳光下的“饱嗝”

2012 年 10 月

状态：狂热、积极、灵活

我搭讪的每个人好像都认识断食者，而且它对男性的吸引力不亚于女性。男性尤其不愿意承认自己在节食，所以我特意询问了其中的缘由，是因为断食法要么全有、要么全无的特点？因为它简单？还是因为它确实管用？

我在脸谱网上建了一个叫“The 5：2 Diet”的页面，这样我们就可以分享彼此的经历。但我对这种方法很狂热，因此决定把所有我知道的东西写成一本书，而这本书也是我在刚听说这种方法时最想得到的。此外，跟别的实践者交谈让我从中学到了很多。

打“饱嗝”之前

就在我下定决心为 5：2 轻断食法著书立说时，我的体重停止了下降。在第一周里我一点肉也没减掉，感觉有点灰心丧气。而且我还有一次响亮地打嗝的机会，因为这个月我要到西班牙的特内里费岛（这是西班牙位于靠近非洲海岸大西洋中的加那利群岛中最大的一个岛屿。——译者注）度假一周。我知道在那里没办法断食，于是决定先发制人，在度假前的一周里由5：2转为隔日断食，每隔一天断食一天。

我再一次惊讶了，因为隔日断食依然很容易适应。我一下子就习惯了头一天无节制地美餐，然后第二天加倍小心的状态。我基本上不再称量食物了，而且满怀感激地喝那些“美食家专享”鲜汤。我知道如果自己做这种汤，成本极其廉价，但在做的时候，我肯定会蠢蠢欲动，想在食谱中再加些小料。而买这种现成包装的，我只需要放到微波炉里按一下按钮就大功告成了。

从牙缝里省钱

除此之外，我还因为断食省下了一些钱。我不仅在断食日省下了零食，在大餐日花费也变得少了。因为我更懂得问自己这个问题：我真的想吃这个吗？如果真想吃，完全没问题。这个问题本身好像就可以控制胃口。

断食日里我当然吃得很少，于是我的购物账单就缩水了。我实践低碳水化合物饮食减肥时可不是这样。我得买很多价格不菲的蛋白质类食物。而实践普通的连续卡路里摄入限制节食时，我要花不少银子买专门的“低卡”食品。所以实践这些减肥法时的花费比不节食的时候更高。

断食期间，也会有一些很搞笑的事情。比如有一天我从男朋友的盘子里拿了一片薯片，然后我非要找一片大小相同的称一下，之后再把数据输到MyFitnessPal里面算算其卡路里。天哪，1片薯片就有8卡路里，太多啦！

度假失足，一星期无视卡路里

度假时我完全无视卡路里。自助式早餐、自助式晚餐和好多可人的西班牙葡萄酒，天哪，自助餐真是美妙绝伦！自助餐在节食研究者中恶名远播，因为花样繁多的食物会让我们变得疯狂。这也来点、那也来点，加起来的卡路里比正常的一餐要多很多。不过我在饥饿时会更自觉地让自己住嘴，而这跟身材没达到理想中穿着比基尼充满诱惑的曼妙没有半毛钱关系。

不过我确实为了身材做了件破天荒的事：光顾旅店的健身房！而且足足有4次。

这挺不容易的，因为天气很热，健身房里又没有空调，且其设备也很简单，但我还是去了。健身房里的每个人都身材健美，而我感觉自己的身材比他们的还好一点。难道我真的变得的可以跟他们为伍了？

回到断食加大餐的正轨

我很享受这个假期，但也期待着回到饮食的正轨上来。断食可以带给我健康益处，还能让我穿更好看的衣服，想到这些我很开心。之后我一直按隔日断食来操作，基本上一周断3天。每次度假回来一周左右，我都特意不去称体重，因为我不想受到心理打击。但我的牛仔裤一直在变宽松，哈哈！

现在我的饮食很规律了，而且开始摸索着健身了。在这之前我也去过健身房，但现在健身对我来说更加重要了。刚开始时，我没有选择在断食日健身。但最近我试了一下，完全没有问题，不会感到头晕。健身时我会觉得这是我为了呵护自己而甘心做的，而且这还能促使断食法的回报最大化，何乐而不为?

佛罗伦萨鸡蛋事件

隔日断食存在一个问题，就是会限制你的社交。如果你事先没有什么活动计划，一周安排一两天断食问题不大，但隔日断食不可避免地会遭遇周末，而周末你可能往往想出去吃。在我身上，就发生了这样的事。有一个周末，我们去了我最爱的布莱顿诱惑餐馆，住在城里难免会去这样的地方。本来我想，去也无所谓，我只喝汤就好了。

可去了之后，我才知道，人家周末不做汤！

菜单上随便哪个都不像是低于 500 卡路里的样子。他们家的早餐很有名，蛋糕也超棒。所以点黑咖啡时我感觉很郁闷。于是我强打起精神，以免被那些大口朵颐之人刺激到。

“这样可混不开啊。”男朋友说道，“你都快成强迫症了。不过是一天中的一顿饭而已。”

我努力想着怎么辩驳，比如断食法贵在信守诺言，可是……

我点了一份佛罗伦萨鸡蛋套餐：2 只煮鸡蛋、菠菜、酸面包吐司，另外我还点了一点不那么健康的东西：几滴黄澄澄的荷兰辣酱油。我一边发誓一边把我最爱的辣酱油刮掉了。

然后便一阵风卷残云。

回家后我到 MyFitnessPal 上查了一下荷兰辣酱油。如果是我自己做，我会放很多黄油。所以它是高脂肪、高热量的东西。可我回头再想想，仅仅在某个断食日多吃了一些有那么严重吗？这只是生命中的一天而已，毕竟断食法更重要的是为了让自己清楚地知道往肚子里塞了些什么。

佛罗伦萨事件对我的警示就是：别过于钻牛角尖，适当地享受一下生活。而且你猜怎么样？那一整天，我都没觉得饿……

IBM 终于回归

10 月 31 日体重：68 公斤

合计减肥：5 公斤

轻断食法已坚持：83 天

BMI 值为 25.9。这意味着我的 BMI 值已经在健康范围内了。

没错，我这月只减了 1 公斤，可我享受了一个很棒的假期。另外还有一个原因，锻炼让我的肌肉变重了。

至于我的目标，至今还没敢想。但我觉得 63.5 公斤应该挺不错，而 63 公斤这个数字可能更漂亮。

以下留白任你去思考……

Part 2

3 大步骤重启身体系统，与亚健康说再见

Chapter 1 先决定减多少，再决定吃多少

这部分很多内容都与数字相关，对不住了。

当然，减肥不应该只是一些数字游戏，也事关你的感受、形象和身体的健康程度。如果你想对断食法做一些微调，还是要先做一点点数学计算，不过别担心，算这些数字不费吹灰之力，而且一劳永逸。

你想减多少？

减多少才合适？这个数字可不是随便说说就可以的，实际上，你可以通过科学方法算出来。

算算你的 BMI 值

我非常理解，称重让人发怵。但称重也有好处，每当减肥有一点成效，你都可以小小的得意一下。如果你已经减了几公斤肉，可因为心理障碍不去称重，你可就错失成就感了……

我也说过，BMI 值不一定是反映你体重水平的最好指标，尤其对于运动型的人而言，更是如此，但它依然是一个基本指标。用下面的简单公式就可以计算出来：

BMI= 体重（kg）/ [身高（m）× 身高（m）]

其实还可以比这个更加简单，你可以用 MyFitnessPal 或其他减肥网站提供的计算器计算。

现在就可以给自己设定一个 BMI 目标值，比如 24，然后算出达到这个目标值时，自己的体重应该是多少公斤，这样你就知道减肥任务是多少了。以我自己为例，我的目标体重是 63 公斤，在此体重时我的 BMI 是 23.7。

如果你实践 5：2 轻断食只是为了健康，跟踪记录体重依然是很有意义的，因为这可以防止你体重过轻，而太轻也对健康不利。监控体重还可以方便你作出调整，比如由 5：2 调整到 6：1，一周只断 1 天。

轻断食日你能吃多少?

很多人把这种节食法叫 5：2 轻断食，因为每周 5 天正常饮食、2 天节食在很多人身上产生了极好的效果。

它基本可以确保你在一定程度上体重下降，此外，选择哪些日子少吃也更加灵活，而且在大部分的时间里你并不会觉得自己是在节食。

每周该断食几天？

然而，每周到底该断食几天呢？我们来看看其他人的选择，或许从中你能知道该如何做：

我选择的是标准的 5 : 2 轻断食，但在断食日我应该摄入了 700 ~ 800 卡路里，因为我个子高，也经常锻炼。（詹姆斯，43 岁）

我每周断食 2 天，每天 500 卡，现在我连早饭也不吃了。（茱莉雅，50 岁）

我选择的是隔天断食，每天摄入 500 卡路里。（莎莉，49 岁）

我每周断 2 天，每天大概摄入 600 卡路里，因为我不需要减肥。（尼娜，52 岁）

我每周 2 天断食，每天摄入 300 卡路里。（莎拉，37 岁）

还有很多人选择 4 : 3 断食法（每周断食 3 天），这种方法也叫隔日断食法，就是每隔一天断食一天，这样可以更迅速地减肥。对于主要是为了健康而不考虑减肥的人来说，6 : 1 断食法好像更合适一些。

断食日吃多少？

在断食日里（5 : 2 中的 2），你需把卡路里摄入压缩为每日热量需求（Daily Calorific Requirement, DCR）的25%。

可以按下文中的方法计算自己确切的DCR。如果你懒得算，也可以取平均值。

活跃的女性平均每天大约需要2 000卡路里。食品标签上一般以千卡为单位，千卡即大卡（英文拼写为Kcal或Kilo Calory），而很多节食书籍中则使用卡路里这个单位，包括本书。按照上面的公式，你在断食日的热量摄入目标值应该是2 000×25%=500卡。

活跃的男性每天平均需要2 400卡路里，他们在断食日的目标值应该是600卡路里，比女性多100。

这样计算你的目标值

想更正式一点吗？计算你的个人目标值只需3步。

步骤1：计算你的基础代谢率

先算出基础代谢率BMR，也就是根据你的体重、身高和年龄估算出你一天大概需要多少卡路里，才刚好够维持你最基本的身体机能。计算BMR有两种不同的公式，分别是哈里斯·班尼迪克公式和米夫林·圣杰奥公式。

哈里斯·班尼迪克公式

男性BMR=(13.75×体重)+(5×身高)−(6.76×年龄)+66

女性BMR=(9.56×体重)+(1.85×身高)−(4.68×年龄)+655

米夫林 · 圣杰奥公式

男性 BMR=10×体重＋6.25×身高－5×年龄＋5

女性 BMR=10×体重＋6.25×身高－5×年龄－161

看到这个公式，我感觉头都大了。所以我使用 www.myfitnesspal.com/tools（国内热量查询权威网站 39 健康网：http://jianfei.39.net/box/jisuanqi/。——译者注）上的在线计算，这样就容易多了。计算时你可以任选一个公式，但你要记得选的是哪个，以便今后体重或锻炼情况发生变化时，重新计算 BMR，这样就可以做到前后统一。

我们就以一个 50 岁、178 厘米高、89 公斤重的男性为例，他的 BMR 值大概为每天 1 841 卡路里。

步骤 2：再高点，再高点！

记住，BMR 值只是你每天需要热量的最低值，你还应在此基础上根据你的锻炼情况作进一步的计算，这样才能估算出你的实际需要。计算方法是，用步骤 1 得到的 BMR 值乘以一个你锻炼多少的相关系数。

很少 / 没有锻炼：

BMR×1.2=卡路里总需求

轻度锻炼：

BMR×1.375=卡路里总需求

中度锻炼（每周 3 ～ 5 天）：

BMR×1.55=卡路里总需求

经常锻炼（每周 6 ～ 7 天）：

BMR × 1.725=卡路里总需求

过多锻炼（非常辛苦的体力工作）：

BMR × 1.9=卡路里总需求

上面例子中的男性节食者只是轻度锻炼，于是我们在他的 BMR 值上乘以 1.375：

1 841 × 1.375=2 531 卡路里

这就是我们估算出来的他保持当前体重每天需要摄入的卡路里量，也就是每日热量需求 DCR。

步骤 3：再低点，再低点！

要成为名副其实的断食者，并获得科学家们探索到的所有健康收益，在断食日我们就只能吃掉自己 DCR 的 25%。

于是上述例子中男性的 DCR 乘以 0.25：

2 531 × 0.25=632 卡路里

这个数值很接近莫斯利医生在他的节目中向男性推荐的 600 卡路里，但你还要注意的是，如果你体重降低，或锻炼情况有变化，那么这个数值也要随之变化。这就是为什么我们在节食路上需要多次计算。你可能会问每减 3 公斤重算一次怎么样？随着体重的下降，你的热量需求也会变少，除非你多锻炼。等你发现自己精力更充沛也更自信时，多运动就成了顺理成章的事。

数学计算可以先告一段落了。我前面夸下海口，说这会是你尝试过的最具灵活性的节食法。下面就为自己量身打造一个吧！

这样做，就能达到目标！

选对日子可以提高成功的几率。所以刚开始断食时，你尤其要用心。

第一次或开始几次断食时，你应该会觉得饿，另外还可能有一些别的反应，比如头疼、冷或轻微头晕。大部分人都能很快适应，但最好还是把开始几次断食安排在事情不太多的日子里，这样你就不会有太大的心理压力。还有一条在别的断食法中也有涉及，而且对于实践本方法的断食者来说，也尤其重要，那就是断食时，你要避免开车、操作机器、照顾他人或参与高压力高风险的工作。

选择合适的日子断食

尽量选没有社会应酬的日子断食，这样就可以避开那些可能质疑你或劝你放弃的人。如果你是家里掌勺的人，就在断食日做些更健康更营养的菜。这样你少吃一点，别人也不会大惊小怪。我喜欢把断食安排在男朋友加班晚归或出去呼朋唤友的日子，他不在家吃，我也少了一分食物的诱惑。

如果有可能的话，尽量安排得规律一些。比如固定安排在周一和周三，这样你可以好好规划自己的生活了。现在我会在断食日锻炼，而开始的时候我可没想自己能这样做。如果想在大餐日安排健身课程或远距离散步，那就容易得多了。不过节食是自己的事，你尽管去摸索好了……

我觉得在日历和待办事项表上把断食的日子标出来对我很有帮助，这让我感觉自己很尽职尽责。

选择合适的进食时间

你可以一次性摄入你的卡路里配额，也可以分两次甚至三次。但有证据显示，最好一次或两次。这也是克丽丝塔·瓦拉迪研究发现大多数断食者遵循的方法，他们会在断食日只吃一顿相对比较大的午餐。我觉得这是有道理的，因为这样身体在消化食物和制造胰岛素等方面都比较省事。不过莫斯利医生选择吃两顿，而且在减肥和降低 IGF-1 两个方面都收到了不错的效果。

这就是断食法比其他节食法好的地方：你完全拥有主动权，让它适应你的生活，而不是让它成为你生活的主宰。

> 我早饭不吃，午饭喝粥，晚上喝菜汤。一天中我还会来几杯大麦茶，此外，可能还要吃一块米饼。（史蒂芬，47 岁）

> 我只在晚上跟家人一起吃一顿。除了蔬菜或蔬菜沙拉以外，我吃的其他菜份都很小。一整袋沙拉大概 40 卡路里，一个鸡蛋大约 80 卡路里，至于奶酪或是……打住，老天爷不让吃蛋黄酱！（麦范威，49 岁）

> 我做不到一天只吃一顿，我需要一日三餐的感觉。（尼娜，52 岁）

> 恐怕我现在还做不到断食一整天，目前我会在 8 小时

内摄入 500 卡路里。（克莱尔，43 岁）

我只在晚上吃一顿。一般是一碗汤，或者是一盘蔬菜，这个不太固定。（莎拉，37 岁）

很多实践 5∶2 轻断食和隔日断食法的人还喜欢让大餐日最后一餐和断食日尽量间隔长一点，而且他们还喜欢让断食日最后一餐和第二天大餐日的头一餐间隔也拉长一点。比如说：

周一大餐日：
晚上 6 点吃晚餐
周二断食日：
晚上 6 点吃主餐（不吃早餐或午餐）
周三大餐日：
不吃早餐，并推迟午餐，比如推迟到下午 2 点

关于这一点还是没有确凿的证据证明它更有效。我之所以拉大这些时间间隔，是出于和之前同样的原因，也就是我觉得这样可以让我的身体在消化食物之余得到更多休息。

尽量延长断食时间

有些实践 5∶2 轻断食的人决定尝试完全断食，只喝水或草本茶。使用这种方法你可以断食达 44 小时。因为还不到 2 个整天，所以实际上你一周里只有 1 天没有吃到爱吃的美食。这种方法大致是这样：

周一大餐日：晚上 6 点吃晚餐；

周二断食日：完全断食；

周三大餐日：不吃早餐，推迟午餐，如推迟到下午 2 点。

如果你觉得这有些极端，那么也不用担心，也许将来有一天你就可以接受了。我开始 5∶2 轻断食之前，也觉得这样做太可怕了。但是现在我可能也会试试，从而让我的断食法有一个更高的新起点。

在网上和论坛中，人们讨论的断食法版本还有很多。如果你能加入后文资源分享部分提到的某个团体中，你就会更清楚别人都在做哪些尝试。

完全断食会更难坚持，但你有很多变通方法，比如把进餐时间限制在某个小的时间段内，比如下午 1 ~ 5 点，这样你就有 20 个小时的时间不进食了。

我尽量一直拖着不进食，到晚上再吃，但我不确定这样有多大好处。它很可能有好处，因为代谢变化会燃烧脂肪、促进脑细胞生长。停食越久，这种反应就越明显。但这也可能破坏身体在夜间的修复活动。研究结果显示我们应该在半夜进食，但我担心一旦开吃就控制不住。（琳达，52 岁）

事实是，还没有足够的证据证明如何断食才能让它发挥最大效益。这也是好事，你可以不改变生活习惯来摸索什么才是适合你的。

大部分人觉得隔开日子断食比较容易，否则会饿得太难受。而且连续 2 天断食可能更像是折磨而不是小憩，所以更难持之以恒。另外，连续断食 2 天也会增大发生饥饿模式的风险，这可不是我们愿意看到的结果。

热量不超标，吃啥都可以

断食日，你爱吃什么就吃什么，只要卡路里别超标就行。

500 或 600 卡路里真不是什么大数目，但相信我，你还是能做出令自己满意的选择。

我早饭吃香蕉，午饭吃苹果和酸奶，晚饭吃鸡肉和沙拉。（卡尔，49 岁）

我会喝很多茶，并加一点点牛奶。晚餐前我什么都不吃，然后跟家人正常吃晚餐，但我一整天都不会吃或很少吃碳水化合物类食物。（茱莉雅，50 岁）

断食日一整天，我只喝水！（罗伯，42 岁）

我都在家里吃饭，所以很难算卡路里。但我会避免吃碳水化合物，也不喝酒，只吃一点鸡肉或鱼，并吃很多蔬菜，另外一顿我会喝一碗家里煲的汤，再来点水果。在大餐日我还努力把进食时间集中在中午 12 点到晚上 6 点。（琳达，52 岁）

在断食日，我只吃水果、蔬菜、带豆子的吐司、汤，还有体重监视（Weight Watcher）出品的即食餐，其他东西我基本不吃。（简，49 岁）

在断食日，你有 2 种基本选择：

第一，把它当成解脱。因为你暂时不用考虑太多烹饪和备餐的问题，只吃些即食餐或蔬菜即可；

第二，把它当成挑战。你可以在低卡路里摄入限制内一展厨艺。

我必须坦白，开始时我选择了后者，但我正在向前者转变：远离厨房，远离诱惑。不管你选择哪一种，我都建议你未雨绸缪，因为最悲催的事情莫过于断食第一天就要逛超市……

当然，这也取决于你准备每天吃几顿。如果只吃一顿，很容易就能找到一些 400 ~ 500 卡路里的即食餐。如果吃两顿甚至三顿，就会稍微复杂一点。这时候汤就有用武之地了，它可以让你长时间不觉得饿，而且也没多少卡路里。

我还会在断食日吃复合维生素片，这样做并不是担心一两天的断食会带来大的伤害，只是为了保险起见。

监控卡路里的工具

研究显示，跟踪记录自己热量消耗的节食者更容易成功，而且这样更容易发现自己饮食习惯中的误区，从而对其进行相应的完善。

吃即食餐记录热量就很容易，只要读一下包装上的营养信息，然后计算摄入的热量，你也可以使用 MyFitnessPal（国内热量查询权威网站 39 健康网：http://jianfei.39.net/box/jisuanqi/。——译者注）或类似的应用程序记录你摄入的热量。这些记录可以是你的隐私，如果你觉得分享出来可以督促自己，与大家分享一下也无妨。

如果是自己配餐，或是需要做玩偶房子那么大的一份常用餐，我推荐你花点钱买一台可以精确到克的电子秤，这样你想计算一片令自己垂涎的墨西哥玉米片的热量时就很方便了。称出重量后，你可以用 MyFitnessPal 算出热量，也可以参考简单的热量计算手册。我更喜欢 MyFitnessPal，因为它可以帮我计算。除此之外，我还可以看到数以千计的用户在上面实时分享新的食物或品牌。

开始时，你可能难以相信那么一丁点食物会有那么重。慢慢地你就会对曾经熟悉的食材有新的了解。你还可以用量匙替代电子秤，但注意使用量匙的时候不要超载!

理论上的东西我已经讲了很多了。

准备好开始你的第一次断食了吗?

第一个轻断食日“急救宝典”

你的第一个断食日隆重开始了！

如果你已经按照上面的要求去做了，准备工作就已经大功告成。你已经知道该吃多少，也可以放手摸索什么时候吃以及该吃什么了。因此本节的主要内容，就是分享一些成功者的战略和窍门。

为了明天的随心所欲，Hold 住！

我们当中很多人的最大动力就是下面这句格言了：

> 今天遵守纪律，明天随心所欲！

下面还是听听 5 : 2 轻断食过来人的经验吧。

> 做好一周的规划，想好 500 卡路里都能有什么，这样

可以防止你整天想着吃的。想想怎么奖励自己也不错，我会准备一顿丰盛的泰国餐奖励自己，碳水化合物我也来者不拒。(佐伊，38 岁)

早饭吃得越晚越好。如果吃得早，你就会想多吃一点。我喜欢把每顿饭都尽可能地推迟。零食可以选择小西红柿或者胡萝卜，它们卡路里不多又容易饱肚子。我喜欢把断食日安排在一周的前几天，一般是周一和周三。在休息日断食会更困难，因为身边的诱惑会更多。(苏尼尔，34 岁)

在断食日，你最好让自己忙得顾不上吃东西。我尽可能在工作日断食，反正工作起来也没时间吃，然后我会在不断食的日子吃些好的，这样就不觉得亏待胃了。(麦范威，49 岁)

在断食日，建议你多喝凉白开或草本茶饮。一旦感到饿就来一杯茶，那味道会让你觉得自己吃了东西。还有，如果你习惯早晚喝一杯奶茶或咖啡，你就喝吧，没必要计算它的卡路里量，其实它完全无害。保留这个习惯可以缓解做错事被惩罚的感觉，还能让你更好地思考第二天获得自由后该选什么犒劳自己。也许是一小块蛋糕、一些巧克力、一杯葡萄酒，或是一整份英式早餐，随便吃什么都无所谓。(莎莉，49 岁)

断食日可别去采购吃的东西。上次我就傻乎乎地买了一只火鸡回家，因为超市在打特价。虽然那只是一只小火鸡，可我根本不爱吃火鸡，这辈子我也从来没有做过火鸡，家人都觉得我很搞笑。（麦范威，49岁）

寻找你的“同盟军”

开始断食后，你还会遇到一个问题：该让谁知道自己断食？

要是你有亲友已经在断食了，他们当然会理解你。你身边那些没有断食的人可能会给你带来一些困扰。

我发现断食成了尴尬事。因为人们会嚷嚷“何苦啊，你都那么瘦了”，所以我不和外人说我在断食。如果在断食日有饭局，在不引起别人注意的前提下我会尽量少吃。（莎拉，37岁）

我告诉了几个人我要开始断食了。这既帮了我，也苦了我。

说帮了我是因为在最开始的几个断食日里我有些喜怒无常，而他们就当是断食闹的；说苦了我是因为一旦我和他们意见有分歧（算不上争执，只是工作上的事或别的什么事），他们就说我思路混乱“该吃东西了”。其实根本不是那么回事，因为有两次意见分歧发生在不断食的日子，那时我刚吃了东西。

所以对于质疑我们要有思想准备，因为大多数人都被洗脑了，认为“一顿也不能少”“早餐最重要”“新陈代谢会变慢”……

所以我现在不再谈论断食的事了，只做不说。(佐伊，38岁)

男性尤其不愿意让别人明显看出自己在节食，他们感觉那样会很难堪。最近一项调查显示，1/3的男性节食者会矢口否认在节食，即使对亲朋好友也是如此。可下面这些软件公司雇员却实实在在地看到了分享的好处。

如果有一群人在做这件事，那么这对你来说真的很有帮助。如果你们选相同的日子断食，就更好了。(安德鲁，42岁)

即使你不能或不想让同事参与进来，在网上也可以很容易找到节食的知己。参加某个论坛对你也会很有帮助，因为你可以跟过来人对话，可以问他们问题而无需感到尴尬。本书的资源分享部分列出了很多这样的论坛。

你可能还会担心自己的断食行为会不会对家里人产生不好的影响，因为大家现在都越来越重视饮食失调的问题。

我有3个女儿。我很注意身教，不想她们被风尚左右。所以她们在的时候我就吃一些简单食物，比如吐司加豆子，这样看起来就不像在断食。(玛丽，50岁)

几个抗拒食物的好点子

可以在断食日之前或之后反复读一读本书中有关潜在健康益处的内容，这样就可以提醒自己所做的不仅是为了虚荣。

如果有可能的话，在断食日尽量避免去能观摩到别人吃饭的场合，也别给家人做饭。如果下厨在劫难逃，就做些别人爱吃而自己讨厌的食物！

无糖口香糖也可以作为你的一个备选项！

晚上你需要特别警惕吃零食的冲动。那些需要动手的爱好，比如针织、缝纫，哪怕拼图都可以抑制你看电视时扫荡饼干桶的冲动。

别忘了喝水！你可以喝很多水，因为有证据显示多喝水有助于消耗脂肪。在断食日我喜欢喝苏打水，因为它多少有点味道！

你也可以喝黑咖啡、茶水、草本饮料或者低糖饮料，但添加人造甜味剂的饮料会影响你的血糖或胰岛素水平，所以最好别喝。咖啡因对胰岛素是否有影响目前还存在争议，有的研究显示咖啡因会提高胰岛素敏感性（这可是大好事），而有的研究发现咖啡因会导致胰岛素水平升高（这就不太好了）。作为一个喝浓缩咖啡成性的人，我目前还是该喝就喝，但这同样属于个人的选择。

在开始的几个断食日里，你可能想早睡，不妨把它当成借口放松一下吧！

再次提醒你：明天你可以随便吃！

当你动摇时，你就默念它

知道自己在做一件可以改善健康和体态的好事；

感受久违的饥饿。不再让它与无聊、口渴等感觉混淆，正常吃饭的日子也不容易乱吃了；

饥饿感是可以克服的，只要你没有别的健康问题。通常一两个小时后饥饿感就不那么明显了；

会对可以吃的食物加倍用心和感恩，同时会感谢明天就可以随心所欲地吃了；

细细品味所有食物；

专注于食物之外的事情时，你的身心都可以得到休息，当然这可能要经过几次断食之后才见成效。

这样应对可能出现的状况

你可能不会有任何的副作用，但还是看看断食者们在断食日前期存在的普遍问题吧。珍妮的例子算是比较典型的。

我会觉得头晕目眩，但我不确定这是不是断食造成的，因为我断食还不久，另外，还有几次我感觉头疼。(珍妮，53岁)

以下列出了一些轻断食日可能出现的情况，如果出现这些情况，请不要着急，按照下面的方法就可以缓解：

头　疼　多喝水可能会有用，另外，改变进食时间可能会缓解症状。

感觉冷　尤其是冬天。我不知道这是属于身体反应还是心理反应，或是两者综合。热饮或汤会对你有所帮助。另外，试着在食物里放些辛辣调料，比如干辣椒。在汤里或烤豆里放这个很管用。

易　怒　这是饥饿时的自然反应，等你习惯后就会缓解。你可以试试书中推荐的美味，虽然从长远着想还是不

39 健康网热量计算器（http://jianfei.39.net/box/jisuanqi/）

39 健康网减肥频道（http://fitness.39.net）

39 健康网减肥频道是国内建立最早、规模最大的专业在线健康体重管理平台，网站提供专业的减肥常识，例如肥胖原因、减肥方法、减肥食谱等。除了传统的资讯内容，39 健康网减肥频道还提供个性化的减重方案定制、专业肥胖体质测试、两万多种食物的热量和营养成分查询、近千种活动和运动的热量查询、营养师等专业人士在线问答等内容和服务，并成功帮助过数百万网友减肥。每天有超过 200 万的用户会在线使用 39 健康网减肥频道的各种服务和应用，记录和交流减肥历程，并分享成功减肥的经验。

"39ME 减重日记"（http://jianfei.39.net/me）

"39ME 减重日记"是 39 健康网减肥频道重磅推出的一个在线减肥工具。用户通过"39ME 减重日记"可以根据个人的需求和减重目标，定制个性化的减肥食谱和运动方案，并全程跟踪记录减肥过程。同时还可以查找和自己情况相类似的减肥小伙伴，比如同身高，同体重、同年龄、或者同城等。相互关注的小伙伴们可以相互鼓励和支持，让减肥的过程更加容易坚持下去。

通过"39ME 减重日记"记录减肥的用户达到理想体重后，可以将减肥过程的各种经典瞬间以及心得感言自动生成一本精美的在线日记

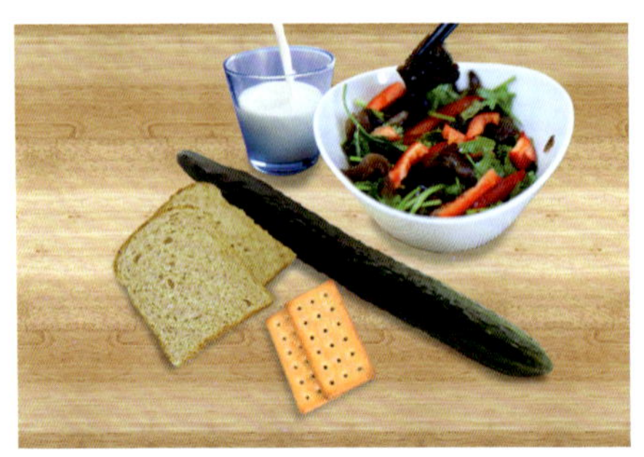

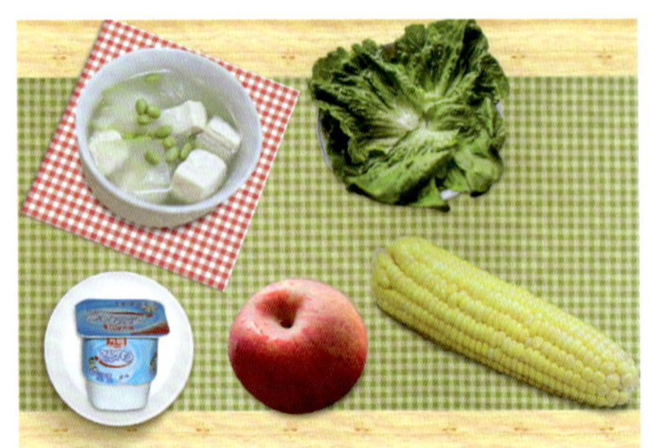

	食　物	热量（单位：卡）
早餐	牛奶 1 杯（200g）	122
	吐司 2 小片（39g）	120
午餐	凉拌黑木耳（黑木耳 50g；甜椒 80g；香菜 10g；生抽 24g）	179
晚餐	黄瓜 1 根（200g）	32
	普通饼干 2 小块（14g）	60
热量合计		513
营养专家点评	黑木耳含有抗凝素，可以预防动脉血栓，煮熟以后，大约含 80% 的水分，剩余的是果胶、多糖、蛋白质，饱腹又低卡。	

	食　物	热量（单位：卡）
早餐	原味酸奶 1 盒（100g）	72
	水煮甜玉米 1 个（可食部分 101g）	107
午餐	冬瓜豆腐汤（冬瓜 200g；豆腐 200g）	200
	生菜 100g	27
晚餐	中等大小红苹果 1 个（可食部分 150g）	77
热量合计		483
营养专家点评	冬瓜能有效抑制糖类转化为脂肪，还可消肿。需要注意的是冬瓜性寒凉，脾胃虚弱、肾脏虚寒者忌食。	

备注：所有食谱来源于 39 健康网减肥频道；热量来源于“39ME 减重日记”。

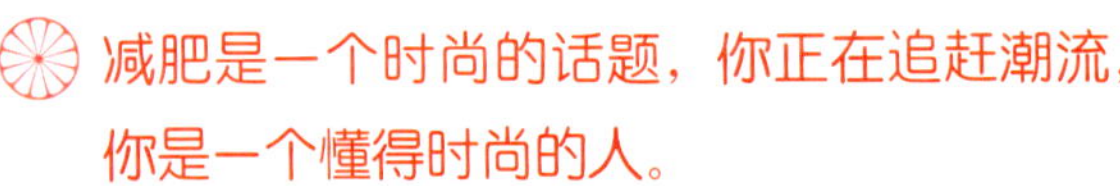

减肥是一个时尚的话题，你正在追赶潮流，你是一个懂得时尚的人。

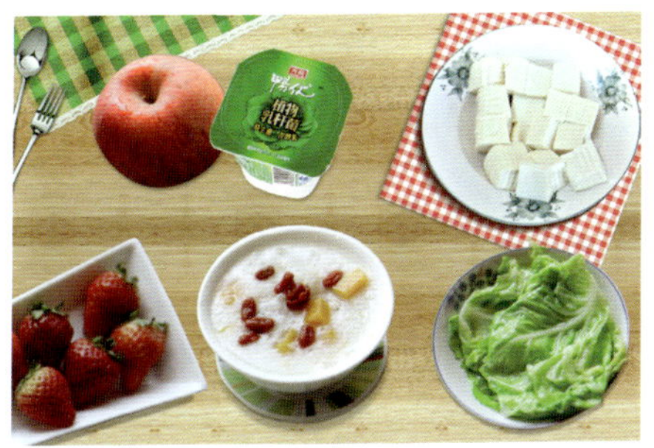

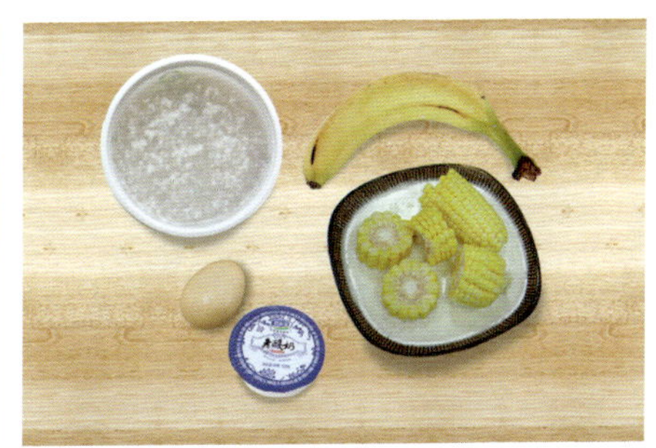

	食　物	热量（单位：卡）
早餐	薏米南瓜粥（南瓜 200g；薏米 20g；大米 50g）	145
	草莓 6 个（120g）	36
午餐	豆腐 200g	162
	水煮卷心菜 100g	23
晚餐	脱脂酸奶一盒 100g	57
	中等大小红苹果 1 个（可食部分 150g）	77
热量合计		500
营养专家点评	南瓜含有丰富的膳食纤维，有很强的饱腹感，而且热量低，是减肥的佳品。薏米易消化吸收，还有利尿、消水肿的作用。	

	食　物	热量（单位：卡）
早餐	原味酸奶 1 盒（100g）	72
	水煮鸡蛋 1 个（60g）	90
午餐	牛奶玉米叮（甜玉米 1 个，可食部分 101g；低脂牛奶 150g）	160
晚餐	香蕉 1 个（可食部分 118g）	107
	白粥 100g（大米 20g）	67
热量合计		496
营养专家点评	牛奶含有丰富的钙元素，能帮助人体燃烧脂肪，促进机体产生更多能降解脂肪的酶，不仅是美白养颜佳品，更是瘦身美体的良方。	

我们不要做好心肠的胖子！

我们要做心灵充实的美女！

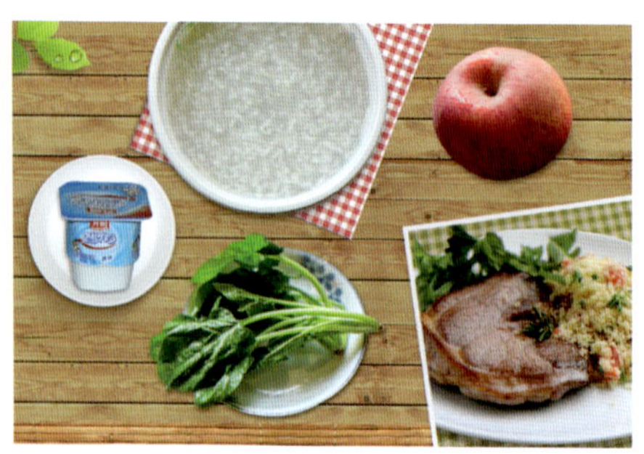

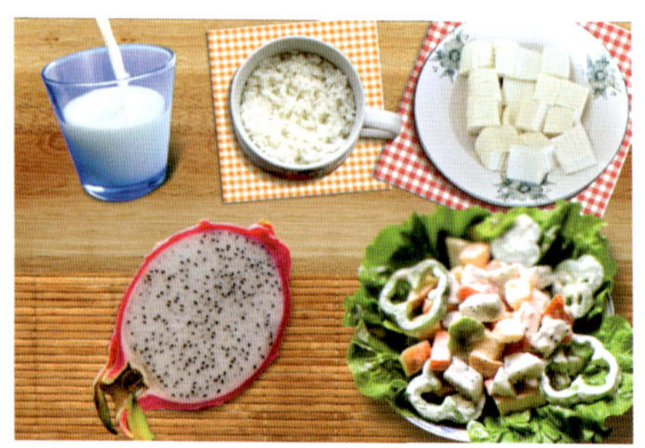

	食　物	热量（单位：卡）
早餐	白粥 100g（大米 20g）	67
	原味酸奶 1 盒（100g）	72
午餐	米饭配猪肉（米饭 100g；烤肥瘦猪肉扒 50g）	234
晚餐	中等苹果 1 个（可食部分 150g）	77
	菠菜 300g	51
热量合计		501
营养专家点评	人体需要三大营养素：碳水化合物、蛋白质和脂肪，米饭是碳水化合物的主要来源，肉可以提供人体脂肪，从而保证身体最基本的营养需求。长时间不吃主食容易营养不良，不摄入脂肪，容易引起食欲旺盛，结果往往会大吃大喝。	

	食　物	热量（单位：卡）
早餐	牛奶一杯（200g）	122
	火龙果半个（可食部分 120g）	61
午餐	米饭 1 小碗（100g）	115
	蒸豆腐 100g	99
晚餐	水果蔬菜沙拉（胡萝卜 50g；苹果 100g；西红柿 100g；火龙果 100g；青椒 50g；沙拉酱 3g）	119
热量合计		516
营养专家点评	苹果中的果胶和鞣酸可将肠道内积聚的毒素和废物排出体外；西红柿中的茄红素可以降低人体热量的摄入，减少脂肪积聚；火龙果果汁可预防便秘和肠癌、降低固醇。	

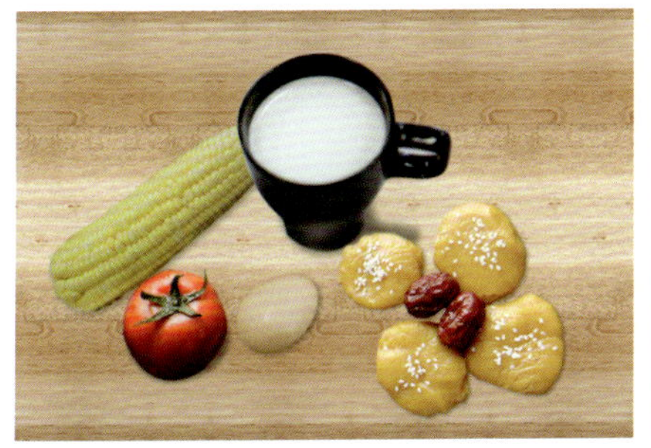

	食　物	热量 (单位：卡)
早餐	水煮甜玉米 1 个 (可食部分 101g)	107
	豆浆 1 杯（200g）	40
午餐	南瓜饼（南瓜 200g；糯米粉 50g；芝麻 5g）	250
晚餐	中等大小西红柿 1 个 (100g)	16
	水煮鸡蛋 1 个（60g）	90
热量合计		503
营养专家点评	糯米粉味甘，性温，补中益气，健脾养胃。南瓜含丰富的粗纤维和矿物质锌、维生素 B 族，能润肠通便，辅助能量代谢。	

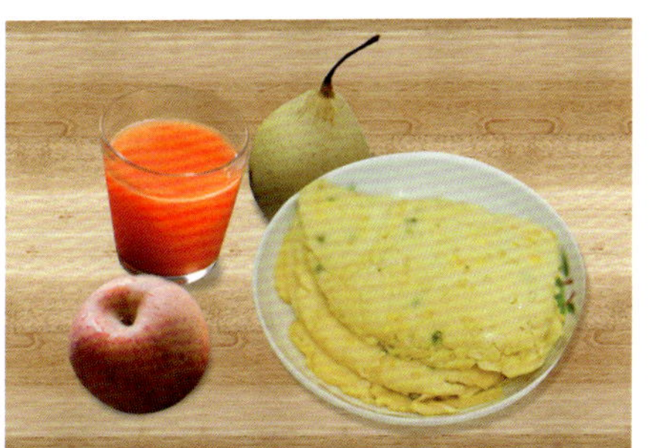

	食　物	热量 (单位：卡)
早餐	玉米鸡蛋煎饼 (面粉 20g；鸡蛋 1 个 60g；甜玉米 40g；植物油 10g)	290
午餐	鲜榨胡萝卜汁 1 小杯 (300g)	74
	中等大小红苹果 1 个 (可食部分 150g)	77
晚餐	梨子 1 个 (可食部分 150g)	65
热量合计		506
营养专家点评	玉米中的纤维素含量很高，能刺激胃肠蠕动，促进消化，帮助减肥排毒。	

绝不把情绪发泄到食物身上，找其他方式代替。

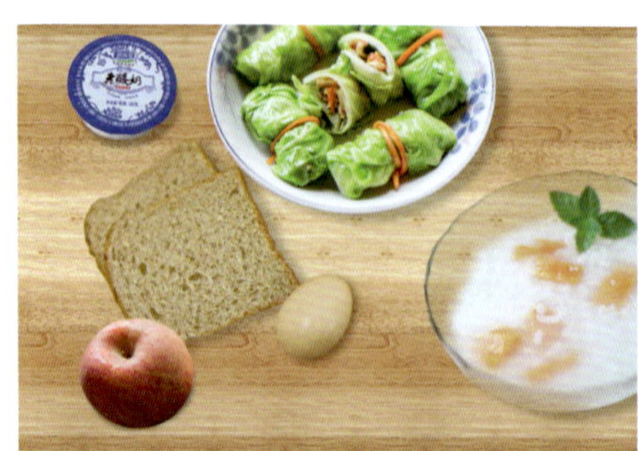

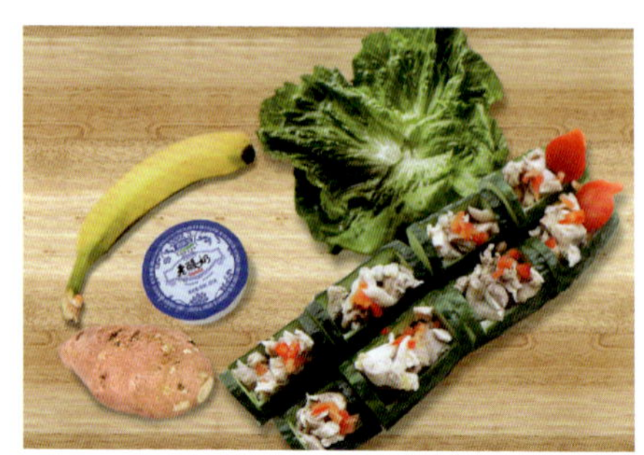

	食　物	热量（单位：卡）
早餐	吐司 2 片（48g）	120
	水煮鸡蛋 1 个（60g）	90
午餐	红薯粥 1 碗（红薯 53g；大米 10g）	80
	翡翠菜卷 5 个（卷心菜叶 5 片 50g；胡萝卜 10g；蟹棒 45g；植物油 2 滴 2g）	86
晚餐	脱脂酸奶 1 盒（100g）	57
	中等大小红苹果 1 个（可食部分 150g）	77
热量合计		510
营养专家点评	卷心菜含有抗氧化作用的维生素 C，和与代谢相关的钙等营养素，能帮助排毒瘦身。蟹肉高蛋白质，营养又低卡。	

	食　物	热量（单位：卡）
早餐	蒸红薯 1 小个（70g）	70
	脱脂酸奶 1 盒（100g）	57
午餐	鸡肉黄瓜酿（鸡肉 100g；黄瓜 2 根 400g）	231
	生菜 100g	27
晚餐	香蕉 1 个（可食部分 118g）	107
热量合计		492
营养专家点评	鸡肉营养丰富，几乎可以成为减肥者摄取动物性蛋白质的首选食物。鲜黄瓜内还含有丙醇二酸，可以抑制糖类物质转化为脂肪。	

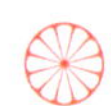

热量表

常见食物	每 100 克的热量（卡）
主 食	
小米粥	46
土豆	76
米线	92
红薯	99
玉米	106
米饭	116
花卷	211
饺子	218
馒头	221
肉馅包子	227
烙饼	255
面条（生）	284
面包	312
燕麦片	367
油条	386
蛋、肉制品	
瓦罐鸡汤	27
鱿鱼（水浸）	75
基围虾	101
牛肉（瘦）	106
鲫鱼	108
猪肝	129
猪肉（瘦）	143
鸡蛋	144
鸡肉	167
松花蛋	171
火腿肠	212
猪排骨	278
猪肉松	396
腊肠	508
乳制品及饮料	
茶	0
黑咖啡	1
柠檬汁	26
苹果醋	29
啤酒	32
奶茶	33
凉茶	39
可口可乐	43
杏仁露	46
橙汁饮料	46
椰汁	49
牛奶	54
早餐奶	68
酸奶	72
糯米酒	91
速溶咖啡粉	218
奶酪	328
蔬 菜	
娃娃菜	8
冬瓜	11
海带（浸）	14
莴笋	14
小白菜	15
黄瓜	15
生菜	15
大白菜	17
绿豆芽	18
番茄	19
香菇	19
苦瓜	19
竹笋	19
丝瓜	20
芹菜	20
木耳（水发）	21
茄子	21
白萝卜	21
卷心菜	22
南瓜	22
花菜	24
菠菜	24
豆角	30
胡萝卜	37
水 果	
西瓜	25
木瓜	27
杨桃	29
草莓	30
芒果	32
李子	36
柚子	41
菠萝	41
橘子	43
葡萄	43
梨	44
樱桃	46
橙子	47
桃子	48
火龙果	51
苹果	52
猕猴桃	56
香蕉	91
枣干	264
零食、点心	
冰淇淋	127
话梅	144
薯条	298
蛋糕	320
山楂果丹皮	321
地瓜干	338
奶糖	407
苏打饼干	408
全麦消化饼	469
沙琪玛	506
牛肉干	550
薯片	555
巧克力	586
坚果及大豆制品	
豆浆	14
豆奶	30
豆腐	81
豆干	140
板栗	212
油豆腐	244
蚕豆	335
莲子	344
白果	355
青豆	373
腐竹	459
芝麻	531
西瓜子	532
花生	563
南瓜子	574
葵花籽	591
腰果	594
杏仁	597
开心果	614
松子	619
核桃仁	627

星期五 Friday	星期六 Saturday	星期日 Sunday

本周成果：

很　棒
持　平
不满意

体重增减

BMI

周计划表

	星期一 Monday	星期二 Tuesday	星期三 Wednesday	星期四 Thursda
早 餐				
午 餐				
晚 餐				
其 他				
卡路里				
运 动				
体 重				
BMI				

星期五 Friday	星期六 Saturday	星期日 Sunday

本周成果：

很　棒
持　平
不满意

体重增减

BMI

周计划表

	星期一 Monday	星期二 Tuesday	星期三 Wednesday	星期四 Thursda
早 餐				
午 餐				
晚 餐				
其 他				
卡路里				
运 动				
体 重				
BMI				

星期五 Friday	星期六 Saturday	星期日 Sunday

本周成果：

很 棒

持 平

不满意

体重增减

BMI

周计划表

	星期一 Monday	星期二 Tuesday	星期三 Wednesday	星期四 Thursda
早 餐				
午 餐				
晚 餐				
其 他				
卡路里				
运 动				
体 重				
BMI				

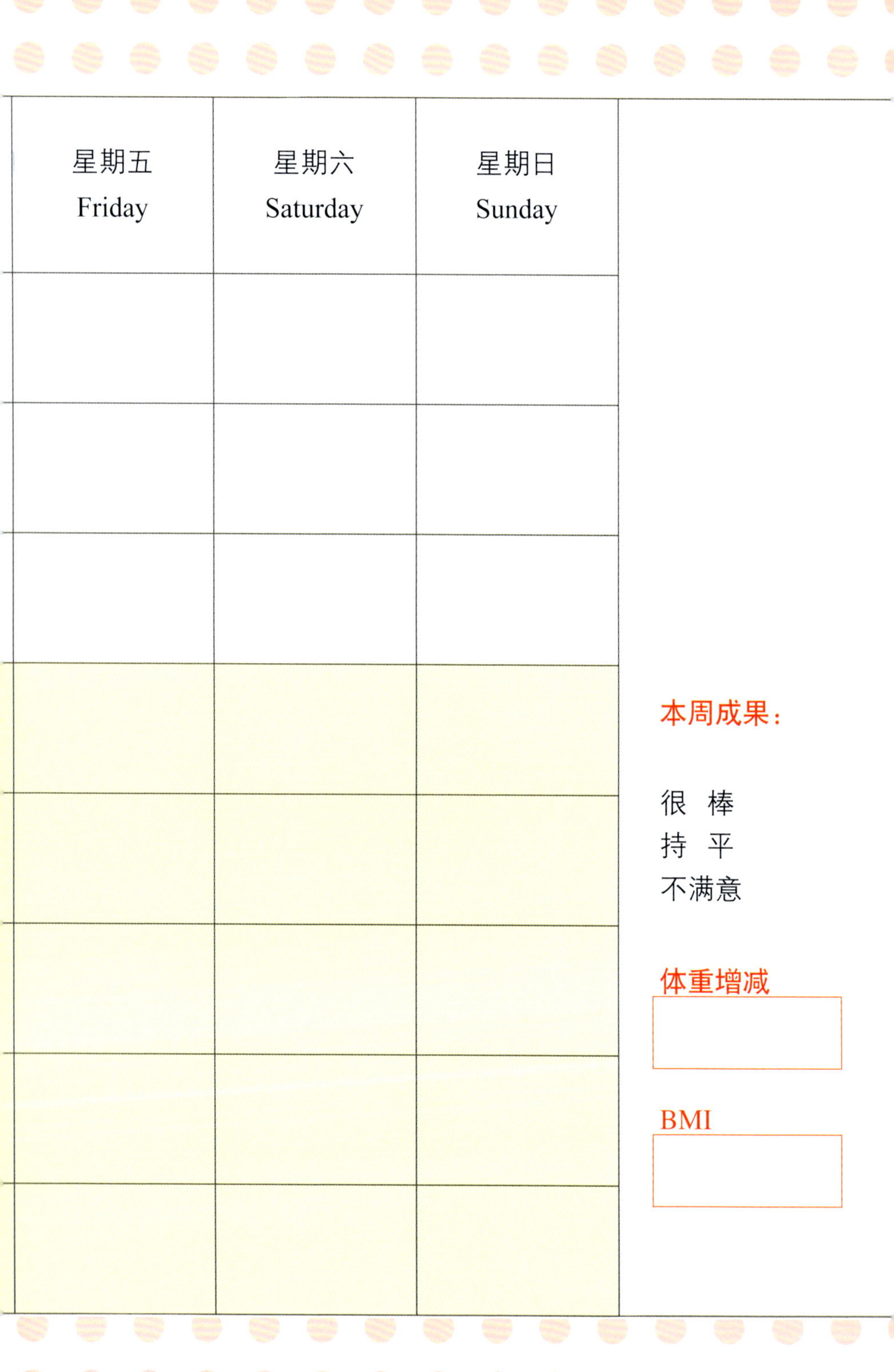

星期五 Friday	星期六 Saturday	星期日 Sunday

本周成果：

很　棒

持　平

不满意

体重增减

BMI

周计划表

	星期一 Monday	星期二 Tuesday	星期三 Wednesday	星期四 Thursda
早 餐				
午 餐				
晚 餐				
其 他				
卡路里				
运 动				
体 重				
BMI				

身体记录

第一个月

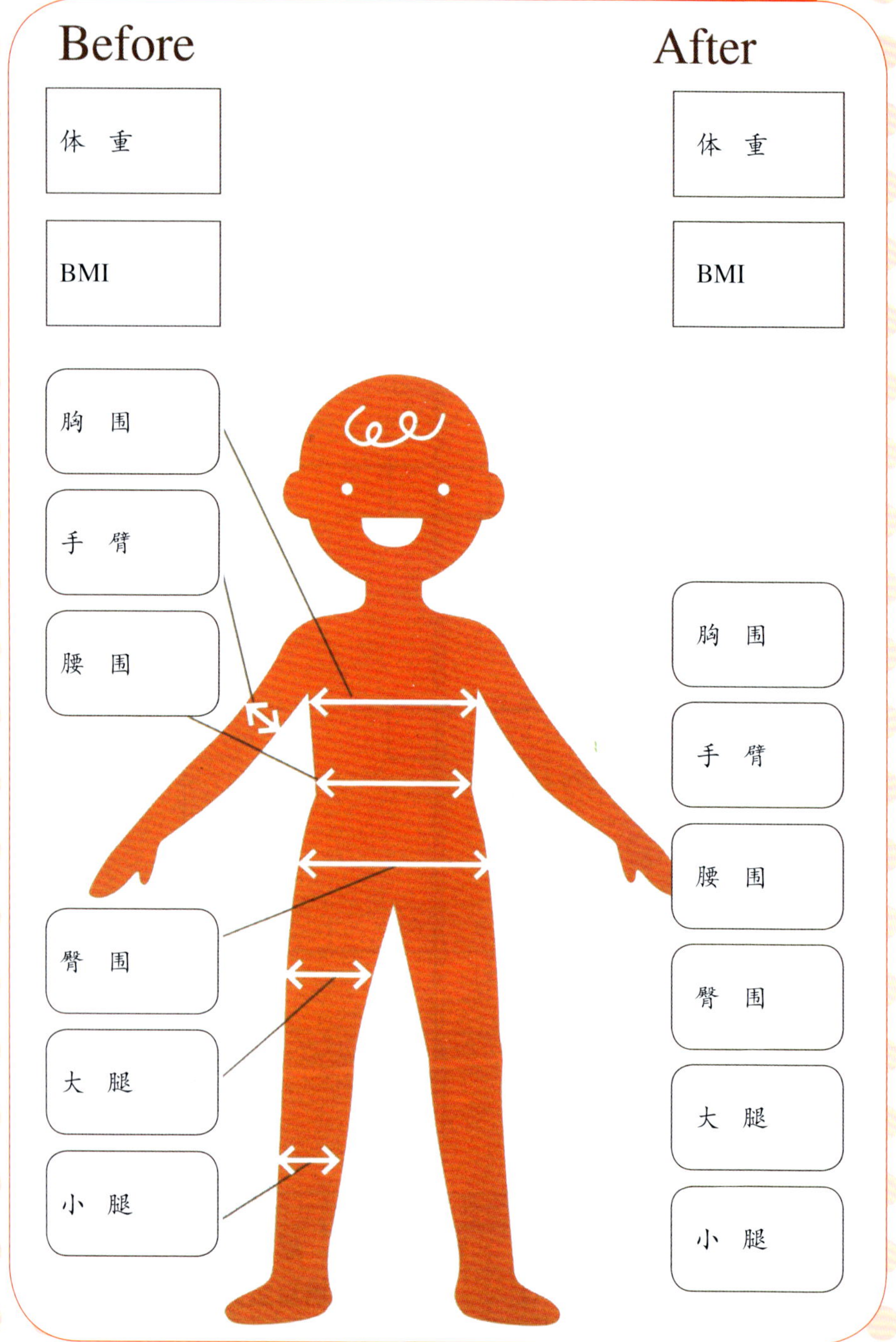

吃为好，但刚开始时，它或许能帮你坚持下来。

消化系统的变化 有些实践5:2轻断食的人自称出现了便秘和反胃，因此可以考虑在断食日吃一些纤维性食物如烤豆，或是有益消化的酸奶。有一位断食者的家庭护士建议她向药剂师咨询要不要吃些温和的泻药，但这只能偶尔使用。

痉挛 在尝试低碳水化合物饮食时，我经常会这样，但断食以来一次都没有。我知道确实有人会发生痉挛。我从一些文章中了解到补充钾、镁或钙会获得好的效果。

有备无患，该说的都说了。

今天结束后，你就完成了自己的第一次断食。希望你能坚持下去，以便收到节制饮食、增进健康的效果。

你做到了！今天你就可以享用钟爱的美食了，而有些你可能昨天就在惦记了。你最期待的是什么呢？

恭喜你，可以随心所欲地大吃了！

我们已经谈了很多有关断食日的事情了，也该说说大餐日了。在大餐日，你可以放松，可以享受美食以及与美食相关的一切，如亲友团聚、品味闻香、下厨或外出就餐。其实我们还有一些吃喝之外的话题要谈。

> 开始轻断食时，我还担心自己会忍受不了饥饿，但后来我发现晚上饿着肚子会睡得格外深沉，醒来后也更精神。断食的第二天，你会觉得好像太阳更亮，天更蓝，鸟儿的歌声更美。（苏尼尔，34 岁）

你可以在大餐日正常进食，可到底什么叫“正常”呢？开始这种生活方式之后，我发现我吃的比自己以为的要多。所以一方面我觉得在断食日玩偶房子那么小的一餐实在少得可笑，另一方面我又觉得餐馆里的菜量大得离谱。

对我来说，菜量大小的概念已经发生了变化，而这同样也是很多人存在体重问题的原因之一。尽管你可以在正常的日子吃任何想吃的美味，但显然还是应该把握一个度。

断食法很可能会潜移默化地影响你，你会比以前更容易感觉到饱了，会依然钟爱曾经爱吃的美食，但可能不会吃那么多了。别忘了，你仍在想办法达到卡路里赤字，只是大部分人不需要计算卡路里就能做到这一点。

克丽丝塔·瓦拉迪在伊利诺伊大学对比了两种隔日断食法：一种是在大餐日吃低脂肪食物；另一种是在大餐日吃正常的高脂肪食物。结果让人又惊又喜，那些被鼓励随便吃的人（包括比萨饼和汉堡）体重和胆固醇的下降也毫不逊色。

这一发现得到了一群软件工程师的验证，他们建立了一个小组来互相分享5:2轻断食的经验。

> 我们发现不管在大餐日吃高脂肪还是低脂肪食物，结果没有差异。事实上，我们当中有些人出去度假时会暂时中断断食，但重新开始断食后，也几乎没有影响。（安德鲁，42岁）

当然了，你吃什么是一回事，吃多少是另外一回事。我承认在开始的一两周里，我会禁不住诱惑吃下太多爱吃的，但很快我就不那样了，其他 5∶2 断食者同样如此。即使按照你每日热量需求 DCR 的标准去吃（对我而言是略低于 2 000 卡路里），相对于断食日来说也是大餐了，所以你很可能觉得没必要超过这个标准。在大多情况下，你都会比以前吃得更少。

慢慢吃，专心吃

对于适应期的人，我有个小建议，这也是我们很多人在断食日都用过的技巧：你要吃得非常慢，且排除外来干扰。吃的时候不要看电视、工作或一心多用，食物要细嚼慢咽而不是狼吞虎咽，这样就不大容易吃得过多。当然你在大餐日完全没必要记录自己吃了什么。

意识，在修行上叫觉知，是一个非常有用的工具，可以帮你控制胃口，还能让你对自身变化感到积极而平和。一个朋友向我推荐了 getsomeheadspace.com 这个网站，上面介绍了一些修行方法，还可以下载一些很有用的资料，其中就说到如何保持觉知地吃东西（bit.ly/QPbKEh）。

另外你还可以在《独立报》（*ind.pn/QsEwJp*）和《纽约时报》(*nytims/U4Fis5*) 读到更多别人的经验。

找到“断食+大餐”的平衡点

如果坚持了几个星期后你发现减肥效果不像预期的那样好，你最好用 MyFitnessPal 或是卡路里计算手册重新核算一下你在大餐日摄入的热量。虽然断食会让你每周热量摄入下降 3 000 ~ 6 000 卡路里，但如果你在大餐日大吃大喝或者过度补偿，体重也会止跌。

如果遭遇瓶颈，你就要对吃什么格外当心。另外也可以考虑进行一两周的隔日断食来让进度加快些。大部分人都会发现，断食加大餐的饮食模式让他们在享受美食和暴饮暴食之间找到了一种自然的平衡。

先难后易！

如果你觉得断食日很难熬，不妨想一想，大部分都会觉得它越来越容易。只要你熬过了一段时期，断食日对你来说，也会变得小菜一碟。这可能是因为我们习惯了少吃，也可能因为胃变小了，具体是哪个原因就不清楚了。

你肯定很快就能不把它当成纯粹的负担了。很多轻断食者都表示在轻断食日他们会感到轻松愉快，不仅身体舒服，心里也是美滋滋的。因为他们知道他们正在做对身体有益的事，而不是成心跟它过不去。

不断总结，不断规划！

在开始的几周里，你主要为了摸索适合自己的方式，包括怎么搭配最好、什么食物最管饱，以及有什么方法可以帮自己缓解可能遭遇的副作用。

你应该习惯于为下周的断食日做好计划，买来即食餐或是下厨的食材。本书后面有更多这方面的点子和备选方案。

你希望在断食日吃得花样繁多，还是千篇一律也无所谓？我曾提到在断食日我吃了一个月的甜菜根汤，而且没出现任何副作用。

如果总吃一种食物会动摇你断食的决心，你就应该多摸索，然后去论坛上看看别人的意见，尤其看看不同季节别人是怎么吃的，这很可能会帮你省钱哦！

给自己一个奖励吧！

下面是我在实践5:2轻断食的过程中，总结出的能够增加断食效果的小妙招。你不妨也试试，说不定对你也很有效！

关于锻炼

我曾提出刚开始时要避免在断食日锻炼，等你熟悉了身体对断食的反应后再做打算。断食了大约1个月后，我才开始在断食日光顾健身房。

刚开始时轻断食时我偶尔会感到头晕，于是我会降低运动的强度。但是现在我发现在断食日和大餐日我都可以保持正常的锻炼强度了。以下是其他断食者的经验之谈：

我每周慢跑4次共6千米，断食日也照旧。(史蒂芬，47岁)

断食日我会在跑步机上以每小时3.2千米的速度锻炼30分钟。因为我有关节炎，这是我在关节炎不发作的前提下锻炼的极限。

希望体重下降、身体更健康后，我能锻炼得更多一些。我尽量每天坚持，但如果感到酸痛，我就会休息一两天。(莎莉，49岁)

至今我还觉得难以在断食日锻炼，但在大餐日我会每周找2～3个晚上到健身房里举举重、做做有氧运动。(克莱尔，43岁)

我每周工作5天，每天都要坐很长时间。我的锻炼主要是散步，我会尽量多散步，周六和周日至少一个半小时！（史蒂夫，49岁）

我一直坚持每天骑车上班。在断食日，我会避免做高强度锻炼。（詹姆斯，43岁）

不提那些美好的想法了。我不会去健身房，但我努力多散步，在断食日这可以非常有效地扩大能量赤字。不断食的时候我就待着什么都不做。（琳达，52岁）

我每周大约跑4次步，每次30分钟。无所谓是在断食日还是大餐日，因为它不会增加我的胃口。在计算卡路里限额时我不会考虑这个系数，因为我觉得它没什么影响。（莎拉，37岁）

关于在断食日或早餐前空腹锻炼有没有好处还存在争议，但英国国家医疗服务系统NHS网站上的一项研究显示（bit.ly/Vgv6Uh），现在下结论还为时尚早。所以你可以跟着感觉走，但注意开始时不要太为难自己。如果有任何疑虑的话先咨询一下医生。

一周称一次，称出好身材

大部分节食法都建议称体重的频率不要大于每周一次，因为体液和体重本身就会有较大的波动，尤其是在女人每个月那几天里。

当然，你可以有很多选择：

我的建议是不要太频繁地称体重，开始时我想每天都称一下（也是这么做的！），但这样可能会让人伤心，因为你会发现在断食日虽然减掉了一些，但在大餐日里好像又反弹回来了，所以，最好还是一周称一次。（莎莉，49岁）

另一位论坛成员则持相反的看法：

如果你受得了就每天称，不管是不是断食日，这样你就可以很清楚你的减肥模式。只要你坚持不懈，大方向还是向下的。（凯文，40岁）

对大部分人而言，最好的办法还是每周只记录一次。你可以记在笔记本上或是像MyFitnessPal这样的网站上。如果你记录在网站上，以后它可以为你生成一个很棒的图表，但愿它展示的是你如何进展神速！

一般我在每周第二个断食日之后的早上称体重，一起来就称，称完再吃早饭。开始的时候，我感觉像是在作弊。只要总在相同的时间称，是长肥了还是减重了，都会一目了然。

用非食物的形式奖励自己

虽然任何生活方式上的变化都不会太容易，但你要学会用非食物的形式奖励自己。这些奖励可以是舒舒服服地泡个热水澡、做个按摩或买件新衣服。

如果你不喜欢女性化（或男性化）的享受或没有达到减肥目标，也可以用别的方式奖励自己。比如买张新的DVD碟片（当然也可以是关于健身的)、一本不错的小说、一张演唱会或画廊门票，总之是你喜欢做但又常常没时间做的事。

你可以把断食省下的花销用在这些奖励上。

我还给自己奖励了一本新的菜谱，在大餐日，我就会用得着它。那时候我可以尽享烹饪之乐而不必内疚。减肥让我在大餐日吃得更香，这个逻辑错综复杂的理论也让我很开心！

很快，你就能收获额外的礼物

在此我想跟大家分享珍妮的故事.她发现断食让她看待世界的方式都变了。

这真的是一种非常棒的饮食方式。我甚至不愿叫它“节食”！听起来可能有些嬉皮风，但我必须说选择饥饿让我感到卑微。有一天一个无家可归的小姑娘在街上拦住我，问我能不能给她1英镑买杯热饮。以前从来没有人那样直接向我提要求，当时我感觉内心被触动了，突然意识到我那天断食，所以没从办公室飞跑出来买三明治和水果吃，于是我把本来打算买午餐5英镑面额的钞票给了她，我想她可能会高兴半天。有些事情发生在你身上，真是机缘巧合。每个城镇都存在无家可归之人，而老天爷好像知道我吃得太多，所以让我遇到那个小姑娘。(珍妮，43岁)

我发现自己跟珍妮感同身受，于是决定每减掉3公斤，就做一次慈善捐助。还可以选择断食的我要身在福中也知福。

额外赠送的礼物

当然，你很快就应该看到断食的成效了，这才是最大的回报。很多人第一周就看到了变化。开始时，我的变化并不明显，但确实觉得它容易坚持，对自我的驾驭感的回归也算是回报中的额外赠送。

如果没有达到预期，可能是因为……

如果效果跟你预期的不太一样怎么办？有时候确实会这样。

第一，检讨大餐日的饮食。选择大餐日中的一两天来计算一下你摄入的热量。如果大大超出了你的DCR，你就该调整饭量了，这时候调整应该比刚开始断食时要容易一些。

第二，咨询医生。据我了解，有个别断食者坚持断食的确不见成效。如果你卡路里算得没问题，也没有大吃大喝，那么可以向医师咨询甲状腺或其他方面的问题，尤其对实践别的节食法也无效的人来说，更是如此。

Part 3

轻断食日，尝遍美食也照“瘦”不误

开辟你的美食新思路

我们没必要拐弯抹角，轻断食日你本来就不能多吃，但就算只有 500 ~ 600 卡路里的食物，也能让你吃半饱。对于大多数人来说，这比完全断食要容易接受得多，毕竟完全轻断食的时候你什么都不能吃。

下面是 5 : 2 的行家们提供的一些日常菜单：

> 早餐我通常会吃 100 克冰冻水果（解冻后热量约 29 卡），中午会喝一碗 Weight Watchers 番茄汤，傍晚要么吃 Weight Watchers 冷食，要么来一份沙拉配鱼肉或鸡肉。它们的总热量差不多 500 卡，如果能少一点当然更好。白天我可以喝两杯加奶的咖啡，它们的热量总共 60 卡。Weight Watchers 鸡肉和牛肉火锅每份热量大约 230 卡。（史蒂夫，49 岁）

早上1杯加糖白咖啡；

中午1碗速食汤；

下午四五点吃两片水果；

晚上还算比较丰盛；

如果觉得饿了，就喝些花草茶。（苏尼尔，34岁）

我会从商店买现成的低热量汤和饭菜，再搭配一些蔬菜和水果。我的目标是把热量控制在500卡，最好不多不少。（法尔，56岁）

下午1点，我会喝一碗燕麦粥，再搭半脱脂牛奶（180卡）；

下午4：30，我会喝一碗Bachelor Golden蔬菜速食汤（59卡）；

我晚饭热量一般控制在300～350卡。我通常会从《Hairy Bikers减肥食谱》（*Hairy Bikers Diet Cook Book*）中挑选些菜式来做。这些菜虽不是低脂的，但每种菜旁边都列出了热量。这让人用起来得心应手。（安德鲁，42岁）

用烘焙过的木豆来做菜很美味。沙拉容易让人产生饱的感觉，而且它热量也不高。我还自制了番茄汤：先将半块固体汤料放到开水中，汤料融化后加入1/3个番茄捣成的泥，然后再加入一些香草和蒜泥，最后再浇上些开水。这些菜式做起来都很方便，而且不易导致高GI（全称血糖生成指数。GI越高，糖分消化吸收的速度就越快，并容易导致高血糖、高血压。——译者注），无论如何我不吃高GI食品。（琳达，52岁）

断食日，我一般会享用酸奶，速食汤和一份煎鸡蛋！（格雷姆，38 岁）

断食日那天，你不仅需要决定到底吃几顿，还要决定到底在家做饭，还是去外面买现成的饭菜，很多人选择两者兼顾。自从开始实践这种断食法之后，我尽量不亲自下厨。虽然我热爱烹饪，但如果让我每放一勺醋都左思右想，连加不加柠檬汁都要纠结半天，那么烹饪的乐趣就大打折扣了。

在这里，我会就家常饭菜和方便食品的选择向大家提供一些建议，这可以让你在琢磨一日三餐、零食、大餐的时候多些选择。此外，我还为大家提供了一些在外就餐的小贴士。如果你想在吃茶点的时候大嚼什锦麦片，或者早餐时以汤代饭，当然也可以。你自己说了算！

这些家常饭菜都相当简单和方便，而且很实用。你可以登录 www.MyFitnessPal 的食谱版块，去那儿计算自己最爱的食物热量有多高，你还可以炖一大锅汤或肉，然后分成小份放进冰箱冷藏，这样你不仅可以尽享自制的美味菜肴，还能节约开支，而且不用担心一不小心吃多的问题。

我是个素食主义者，所以强烈推荐你在断食日多吃蔬菜和水果，这样在同等热量条件下，你可以吃到更多东西。当然，在这本书里也有关于荤菜的建议。

此外，还要谨记科学家的警告：过多摄入蛋白质可能会导致人体分泌过多 IGF-1，这对健康有害无益。莫斯利医生说他断食日坚持只摄入 55g 蛋白质。比如，一个中等大小的鸡蛋约含蛋白质 7g，而 100g 烹饪好的鸡胸肉约含蛋白质 30g。你可能会尽量少摄入蛋白质，但关键是掌握好平衡点。虽然蛋白质的热量较高，但它往往会让你产生更长时间的饱腹感。

在本书的后面，我列举了一些食物，希望你愿意尝试。这些食材不仅可以为你提供品尝时令美食的新思路，还可以满足你的猎奇心理。

聪明吃，就能轻松瘦！

想吃好，又能瘦得苗条吗？下面这些点子可能能够帮助你。

量啊，量啊，量啊！

是的，什么都要量一下会有些无聊，但这个过程会让你大开眼界。测量确实会让你豁然开朗，因为我们这才明白为什么在不知不觉中摄入了那么多热量。建议你把断食日吃的任何东西都算一遍，然后全都记录下来，连一汤匙香醋或一把瓜子都不要放过，这是避免瞒天过海的最好方法。当然，一旦你习惯了断食日的食量，就不用这么频繁地测算了。

玩偶房子的饭量

实践 5∶2 轻断食，最好放弃所有零食。然后测算你和家人平时吃的食物，并将食物分成极小的份数，每次就吃这么一小份，吃饭时换用更小的盘子和碟子，这样就免去了跟家人分开做饭的麻烦。

维他命“保驾护航”

断食日多吃些种维生素片无可厚非，这样能保证你摄取足够的营养。当然，如果你当天吃了很多蔬菜，又吃了很多维生素片，你体内的某些维生素水平可能会比平时高。

不管怎样，我认为对于正在断食的人来说，吃些优质的维生素片是一种理性的选择。

代餐的饮料和小吃

就算是断食日，你也不用买“特别”的食物。就个人而言，我喜欢吃跟平时口味差不多的东西，只是分量少些或没放那么多乱七八糟的添加物罢了。

有人发现减肥饮料、汤水和小食品是很有用的东西。这些食物富含维生素，在包装上也准确标明了每份食物的热量，所以你完全清楚自己摄入了多少热量。詹姆斯·约翰逊在他那本《隔日断食》（*Alternate Day Diet*）里推荐了这种断食方法。

他的理由是，这些食物吃起来简单，而且滋味一般，可以减少断食者的进食欲望。在我看来，这些食物会让我失去断食的欲望，但有些人发现这种方法非常可行。所以如果你喜欢这种方式，或者觉得操作起来方便，又何乐而不为呢？只要你其他时间都能正常吃喝就行了！

重口味、低卡路里，“享瘦”又开心

如果你还没找到中意的断食日饮食方案，有个方法可以让你断食日更容易挺过去。那就是在控制饮食热量的同时，加重饮食口味：在你的饮食中加入调味品、新鲜香草和低卡酱汁，让它们丰富食物口感并充分释放你的味蕾。下面这些可以供你参考：

辣　椒　辣椒会成为做汤汁、炖肉和烘豆时的点睛之笔。有项研究表明辣椒可以促进脂肪燃烧和加速新陈代谢，但你也要小心，它们口感很重。新鲜辣椒虽然很美味，但你吃的时候也需谨慎。

辣椒酱　辣椒酱是一种方便的提味剂。它蕴含的热量比辣椒高，但对你来说，一点点即可。

辣根酱 / 山葵　我爱极了山葵，就是那种跟寿司搭配的绿色辣根酱。那种让人辣得够呛的滋味，就算沾上一点点，也能让人眼泪直流，但它却能让你暂时忘掉断食之苦！

芥末酱　跟辣根酱一样又辣又美味。它跟奶酪、火腿和其他冷盘肉搭配起来特别棒。

新鲜香草　新鲜香草是沙拉的绝妙伴侣，而最百搭的要属细香葱和罗勒。你可以尝试在煎鸡蛋时加些细香葱或其他香草，或者将罗勒叶子撕碎放进番茄汤、肉汤以及其他酱汁里面；你还可以尝试将芝麻菜或者嫩菠菜叶子做成沙拉或放进汤和炖肉里。这都可以增加菜的分量和口感。

酱　油　酱油味道很咸，但绝对能让饭菜更有滋味。辣酱油里面一般都有凤尾鱼，严格地说它不是全素，如果你介意这一点，可以将它换成素酱油。

醋　跟香醋一样，苹果酒或者酒醋可以用作无油调料。香醋更甜，因而热量稍高，所以需要仔细计算，并且应将它纳入你断食日的热量限额里：每汤匙约 16 卡。番茄上抹几滴香醋，然后放进烤箱烘焙，出炉后配上香草上桌，这也是我的大爱。

蒜　蒜的热量低，量小味浓。如果你把蒜头跟其他蔬菜一起烘烤，味道就没那么辛辣。烘烤时把蒜头分成小瓣，保留粉色外皮，烤好后剥去外皮，捣成蒜泥。如果你够胆量的话，还可以把蒜泥抹在面包片上吃。它吃起来就跟黄油一样平滑。

味　噌　这种日式大豆酱通常是罐装或管装的。尽管它是素的，但可以让各种菜肴增添肉味。你可以用开水冲泡，做成低热量的汤。你还可以买小袋装的粉末状味噌，它易于冲泡，所以你带着去上班也很方便。

萨尔萨辣酱　你可以买罐装的新鲜辣酱，它们的味道好得不得了。你也可以自己在家做，这种辣酱搭配鱼肉、瘦肉、蔬菜或汉堡，味道都不错，而且相比番茄酱，这种辣酱的味道好多了。

腌菜/酸辣酱　我对酸甜口味的食物情有独钟，比如腌菜和酸辣酱。当然要小心里面包含的糖分，但只要仔细计算卡路里就无妨。哪怕加上一点点，它就能带来丰富的口感。在面包片上涂薄薄一层，并盖上一片低卡奶酪烘烤，你就可以为断食日奉上一块奶酪土司……

断食日不可进食之物

虽然原则上只要热量不超标，你想吃什么都可以，但很多人在断食日通常不会吃以下这些东西：

水果和果汁　由于富含天然糖分，果汁和很多未加工水果可能会打破血糖平衡，你可能上午11点不到就拼命想吃不该吃的东西。有些浆果例外，比如吃完草莓、蓝莓、树莓后，你就不会有那么强烈的饥饿感。冰冻过的浆果也不错，尤其是蓝莓和树莓。

精制碳水化合物 白面包、土豆和白米饭这样的高碳水化合物，会让你迅速感到饥饿。而杂粮面包、糙米和甘薯这样的复合碳水化合物，就不会让你那么快感到饥饿。如果你想坚持断食日的热量限额，最好不要多吃。每个人对这些食物的感觉都会不一样，有个断食者信誓旦旦地说，自己的主餐就是一只小的烤土豆。

如果还想知道更多，你可以在 bit.ly/Tv2B2Y 网页上读到食品中的 GI 是如何影响食欲和饥饿感的。

酒　类 酒精类饮料热量高，且饿的时候不能填补饥饿，还会动摇你的意志力。

我该忏悔，因为我做了件不太光彩的事。大家都知道如果断食日去了酒吧，我就会省下 100 卡喝杯好酒。当然我们不应该每次都把 20% 的热量限额花在喝酒上，但红酒，尤其是低糖香槟或卡瓦酒，提神效果真的不错。如果喝上两杯以上，你可能就把持不住自己，跟着周围的人大吃海吃起来了……

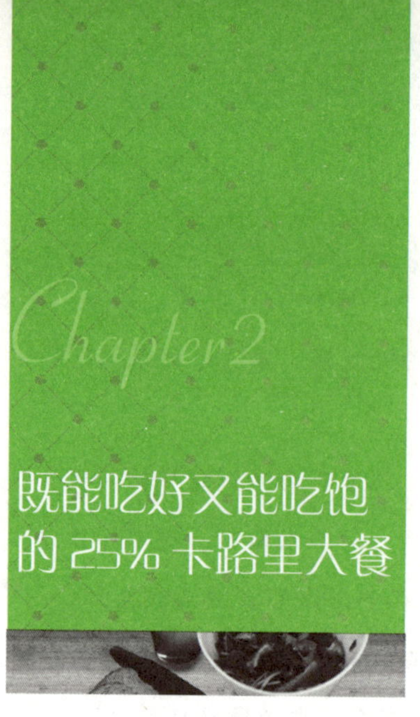

早餐吃什么？

多年来，关于断食的经验之谈都说早餐是一天之中最重要的一餐。但很多像我这样的 5 : 2 断食者发现早餐其实可有可无。

如果你习惯于吃早餐，且不吃早餐就无法开始新的一天，那么可供你选择的早餐也不少。

现成早餐，超级简单

面对多样的现成早餐，了解标签含义非常重要。很多麦片富含糖分，一不小心就能让你偏离断食正轨。

谷物麦片 鉴于前面提到的血糖影响，很多 5 : 2 断食者竭力避免含糖的袋装谷物麦片，而且这种包装的麦片也不便于测算卡路里含量。麦片粥或者麸皮粥可能是更好的选择，比如欧宝（Alpen）这样的大牌低糖什锦麦片。在bit.ly/Qpcolf网页上你会找到一些很棒的方法，来帮助你分析谷物麦片成分，从而找到低GI的谷物麦片。

谷物棒 谷物棒被称为是谷物麦片的健康替代品，但是谷物麦片的缺点也同样体现在谷物棒上：大多数谷物棒热量约100卡，加上味道很甜，所以不到1小时你就会想吃第2根。英国消费者杂志《Which？》做了一项关于谷物棒的实验，结果表明每根谷物棒含糖量约4汤匙。

燕麦片 提及优质早餐谷物麦片，营养学家通常推荐燕麦，因为燕麦能量释放比较缓慢。事先计算好的小袋装Oatso Simple和桂格即食燕麦片可以很好地控制食量，一些断食者发现它吃起来非常方便。为了减少热量摄入，最好用水冲泡，如果你觉得太清淡，也可以加些半脱脂的牛奶，即使加了牛奶，热量也在200卡以内。

用水冲泡原味Oatso Simple燕麦　98卡

180毫克半脱脂牛奶冲泡原味Oatso Simple燕麦　188卡

低糖桂格即食燕麦片　120卡

标准肉桂口味桂格即食燕麦片　160卡

粥 伦敦普雷特连锁餐厅（Pret a Manger）的粥和罐头水果，热量共267卡，如果你不要罐头水果，那么热量是242卡。相较于断食日的总热量来说，这是个大数量，但你能吃得很饱、很舒服。星巴克的完美粥品配脱脂牛奶，每碗热量205卡，同样热量的还有森宝利超市（Sainsbury）的速递热粥。美国的星巴克还供应完美燕麦粥，不加糖和奶的话热量约140卡。我强烈建议别加红糖。麦当劳的燕麦粥卡路里含量相当高，它的苹果和肉桂口味的燕麦粥热量是270卡。

冰 沙 纯粹用水果冰沙代餐好像很不错，但这不是理想的选择。理由我们在上章已经提到过：水果会打乱人体内的血糖平衡，让你更容易感到饥饿。如果再加上酸奶、燕麦和其他消化缓慢的配料，效果可能会相对好一点。吃的时候你应该计算一下总热量，并检查商标上注明的糖/碳水化合物含量，这些东西越低越好。

酸 奶 酸奶的种类繁多，很难一概而论地说早餐吃酸奶是好还是坏，酸奶包装上的标签可能会为你提供一些线索。有一个好方法是买天然的低脂、低碳水化合物酸奶，吃的时候加上一些坚果或瓜子，这可以减缓饥饿感。葵花籽或者南瓜子都是不错的选择，还可以搭配时令的新鲜草莓或树莓。

自制早餐：想怎么吃，就怎么做

吐司配什么？

谁能抵挡住吐司的诱惑呢？吐司之于我，就像碳水化合物里的霹雳可卡因，断食日吃吐司可能有点冒险。但如果只吃一两片，而且不抹黄油，上午时光可能更容易打发。一片中等大小的Hovis Granary全麦吐司热量是92卡，小一点的约57卡。一片Wonder Cottage白吐司热量是80卡，而一片Wonder Stoneground吐司则是90卡。

下面表格中列举的食物常常被加在吐司上面，涉及各种不同品牌，在大多数超市都可以买到。

食 品	热量（卡）
中等大小煲嫩蛋	75 ~ 85
Heinz Snap Pot 烘豆 200g	144
Heinz 家常豆（干辣椒烧烤味）1/2 cup	130
Sunpat Crunchy 花生酱 5g	30
Skippy 天然奶油花生酱	31
费城奶酪 1/3 低脂（比奶油干酪脂肪低）细香葱和洋葱 1 汤匙（15g）	35
费城超淡奶油干酪（10g）	11
费城奶酪配吉百利牛奶（10g）	30
熟火腿片	80
乐购 - 蜂蜜烧烤火腿片	24
卡夫 Singles 美国芝士片	60
乐购低脂芝士片	75

想吃鸡蛋？

鸡蛋富含蛋白质，吃起来很过瘾，作为早餐尤其如此，所以还是值得考虑。煲或者煮的鸡蛋热量最低。你还可以用喷雾油（Oil Spray）煎蛋，每喷油大约是 1 卡。虽然做出来的蛋没有黄油煎的香，但相比之下热量少很多。

基本炒鸡蛋菜谱：155 卡路里

取两个鸡蛋（150g, 美国的大鸡蛋热量约 70 卡），磕开放入碗里，加入两汤匙（30ml，15 卡）半脱脂牛奶。

用打蛋器充分搅拌，直至蛋黄和蛋清充分融合，然后放入盐和胡椒粉调味。

在小平底锅里喷些低热量或者零热量的油，用中火或小火加热平底锅。火越小，鸡蛋越嫩。

将搅拌好的鸡蛋液放入锅中煎1分钟，不要翻转。然后用勺子或者小铲翻动，直到鸡蛋液凝固或者成型。

你可以自己把握鸡蛋的生熟程度。如果你已经怀孕或者患有免疫缺陷症，最好把鸡蛋炒透。请记住，只要鸡蛋还在锅里，它就会继续升温，所以最好早点把它盛出锅。

配料：

切碎的新鲜香草；

辣椒片；

事先煎好的蘑菇（无油）；

切碎的火腿或者熏制大马哈鱼（一点点就够了）。

配菜建议：将大的褐蘑菇或者草菇在平底锅中煎4～5分钟，不加油，中间翻转一次。然后铺在做好的炒鸡蛋上。我觉得煎鸡蛋很美味，可能因为它不需要加吐司（高热量）上的那些配菜，而看起来仍然很完整。

基本煎鸡蛋菜谱：140卡路里

将两只中等大小的鸡蛋(140卡)磕入碗中,充分搅拌至完全融合,用盐和胡椒粉调味。

取出小的不粘锅或者煎蛋平底锅，喷入无热量或低热量的喷雾油。适当加热平底锅，虽然你可以用手背感受锅的热度，但我建议你不要这么做！

把鸡蛋放入锅中，滑动鸡蛋液，使其充分接触锅底。这一过程需1～2分钟。然后颠动平底锅，滑动煎蛋，用铲子掀起煎蛋的

1/3 包住剩下的部分，最后把另外一边也掀转过来。这样鸡蛋就煎好了！

当然，你可以加些配料。你可以把配料放在半熟的鸡蛋中间，也可以直接加在搅拌好的蛋液中。

想喝粥?

我们可以买到各种品牌的粥，当然可以选择自己最喜欢的。我个人超级喜欢 Flavahan 的爱尔兰燕麦粥，这种粥就算用水冲泡，吃起来也是浓香满嘴。

各种燕麦粥的包装袋上都写有微波炉或者燃气灶烹饪方法。一份 40g 的 Flavahan 燕麦片配上 240 毫升的脱脂牛奶，热量是 237 卡。

食 品	热量（卡）
1 汤匙蜂蜜	20
1 汤匙葵花籽	30
1 汤匙无籽葡萄干（5g）	15
1/2 个碎苹果（约 50g）	27
树莓 20 个（如果没有新鲜的，就将冰冻的树莓从冰箱取出后，直接放入未煮的燕麦片中）	20
蓝莓 50 个	39
1 汤匙（15g）低脂酸奶	详见标签
1 汤匙吉百利 Bournville 可可粉	18
1 汤匙肉桂粉（1 汤匙可能太多了）	6

还可以自制麦片！

瑞士麦片是我最喜欢的燕麦片。我第一次吃这种麦片，是在一家高级宾馆吃自助餐。它香浓可口、饱腹又健康，而且毫不费劲，虽然吃的时候发出的声音可能不那么悦耳。唯一的问题就是盛在碗里只有那么一点点，但我们会慢慢习惯这种玩偶房子大小分量的食物。

基本瑞士麦片：168 卡路里

虽然只是一小份，但吃完很饱：

(1) 25 克燕麦粥（97 卡）；

(2) 25 毫升半脱脂牛奶（12 卡）或者苹果汁（11 卡），再加上 1 汤匙（5g）无籽葡萄干（15 卡）；

将（1）和（2）混合放入碗中或塑料盒中，盖上保鲜膜，放入冰箱冷藏过夜。

早晨打开时，如果觉得有些干，再加入一点点牛奶或果汁即可。将半个碎苹果（27 卡）放入其中混合起来，再加入两汤匙（30ml）原味低脂酸奶（17 卡），此外还可加入前面提到的其他配料。搭配浆果尤其棒。

可以把做好的麦片装入饭盒，带着去上班哦！

午餐要凉，晚餐要热

在这部分，我将从两方面来论述：一是现成餐食的选择，我和很多断食者都发现有些现成的餐食既饱腹又美味；二是关于自制餐食的建议。只要你愿意，这些餐食可以作为你的午餐或晚餐，甚至早餐。断食过程全在你的掌控之中。

现成餐食

1. 主　餐

如果你一天只吃一顿，找到一份 500 ~ 600 卡路里的现成餐食相当容易，不过你最好选择蛋白质和碳水化合物均衡的饮食，这样可以避免过快产生饥饿感。巧克力芝士蛋糕或者布朗尼（Brownie）甜品的卡路里可能不会超标，但极有可能几个小时内你就饥饿难忍。

如果你一天要吃两三顿，就可以尝试下面这些断食者推荐的餐食，但你仍需谨慎，标签有时会骗人，正如克丽丝蒂所发现的：

> 如果那个东西看起来完美得不太现实，它可能真的不现实。又一次，我选了一份现成的餐食，标签上写着 440 卡路里。当我定睛一看，才发现上面写着的是这份餐食的一半含 440 卡！吃了它，明天我就只能喝茶了。

英国餐单

天然蔬菜锅：人们对这种以蔬菜和豆类为主的餐食非恨即爱。我们常常炖或者煲，印度、泰国和墨西哥菜肴中也都有这种做法。它蔬菜很多，所以容易吃饱，但大量的豆和纤维素可能让你的胃翻江倒海，不过我只是说有这种可能性。这种蔬菜锅的卡路里 215 ~ 300，很多超市都有自己的品牌蔬菜锅。

Kirstys.co.uk 网站推荐菜肴：好几个 5：2 断食老手都对这个网站推荐的菜肴赞不绝口，有个专题片还专门介绍了这些健康的经典菜肴。这些菜在英国超市都有售卖，其中最受人喜爱的是摩洛哥蔬菜配藜麦（276 卡）以及农庄馅饼配甘薯泥（288 卡）。

Marks&Spencer Simply Fuller Longer：物如其名，这些菜确实可

以让你产生很长时间的饱腹感，但其卡路里含量有时并不低，所以你需要检查标签。水产品类食物的卡路里含量可能是最低的，比如大对虾、Lochmuir 热熏鲑鱼配粗麦蒸面和一份柠檬调味汁，其卡路里是 320 卡！薇柔（Waitrose' s Love Life You Count）：薇柔旗下有很多不同产品，而 You Count 系列基本是主餐，其卡路里含量也低于 300 卡，所以它有不少粉丝。

大多超市都有蔬菜做的小菜，其包装比标准的现成餐食分量小。这些小菜本来是让人分享的，但你即使吃上一整袋花椰菜芝士或者一整份印度小菜，摄取的卡路里也在 300 卡以下，而且这些小菜本身很美味。我喜欢薇柔的菠菜木豆小菜，这份小菜配有丰富调料，吃起来滋味十足，且热量很低。

温馨提示：如果你断食日想吃现成的餐食，可以试着增加些自配的调料或者新鲜香草来丰富口味。我会在薄薄的花椰菜芝士上加一点法国芥末酱或者芥末籽。你也可以给沙司或者咖喱小菜配一点低脂奶油芝士，而增加的卡路里其实不多，酱油或者辣椒酱也是不错的选择。

美国餐单

美国的现成餐食市场比英国小，但下面这些冷冻餐食的热量比这些餐食的传统做法所含热量要低，一定要读标签，查看上面的盐和其他添加剂含量。

Lean Cuisine（leancuisine.com）品牌有很多现成餐食可选，包括“矿泉水系列”（Spa Collection）和 90 多种没有添加防腐剂的菜。例如，220 卡的烤鸡丁、280 卡的旺火炒湘牛肉。你可以阅读网上的点评，发现断食者们都喜欢些什么。

Weight Watchers(eatyourbest.com) 的 Smart Ones，提供的选择也

不少。它提供的东西蛋白质含量比较高，会让你产生饱腹感，例如280卡的干胡椒牛肉。网站上都会有星级评分系统，你可以查看别人喜欢的菜品，比如，辣花生酱配鸡肉的评分就很高，其热量大约是250卡。

健康之选网站（healthychoice.com）的菜肴主要是蔬菜类，而且无添加剂。它的典型菜品有南瓜汁配饺子，热量为310卡。The Cafe Steamers的好评也不少，特别是热量为250卡的蜂蜜烤火鸡配甘薯，这个网站有很多点评。Kashi冷食（Kashi.com）不太为人所知。它注重谷类搭配，比如热量为300卡的芝麻鸡肉饭。艾米厨房（amys.com）也有不少追随者。它提供了很多素食和无谷蛋白食物，例如，芝士玉米卷饼无谷蛋白，其热量是240卡。

2. 汤 类

自己做汤简单又实惠，但为了省事，我经常买现成的，反正它们的品牌和口味都在不断改善。以前的汤喝起来很咸，而现在的汤口味没那么重了。天气冷的时候，喝汤尤其不错。沙拉卡路里含量虽然低，但总吃不饱。bbc.in/YahY4T上的调查显示，很多人都觉得喝汤之后，饱腹感能维持更长时间。

英国汤类

英国广受好评的品牌汤是Glorious Skinny。配有大块辣椒和玉米饼的阿兹台克汤很辣，半锅90卡，而泰国胡萝卜汤则非常暖胃，每份119卡。这些汤都是这个品牌旗下大受欢迎的佳品。

The Yorkshire Provender公司有些汤滋味可人。辣椒和温斯利代干酪热量稍高（半锅201卡），但其奶酪的口感相当销魂，而半锅甜菜根和辣根酱的热量是168卡。

有些超市也会卖自制汤。买回来后放在微波炉里加热即可，而其价钱也相对便宜。我喜欢 Marks & Spence 的红扁豆和番茄辣汤，半碗只有 150 卡热量，但相当饱。跟其他餐食相比，即使你最喜欢的汤，可能热量仍然很低！

午餐和晚餐我通常会喝些汤，再配一片面包或者一些 Ryvita 点心。如果只是喝汤，我就会觉得口感单一乏味，而且热量也达不到标准。我喜欢把全天吃的东西放在同一个罐子里面，这样带着上班很方便。

美国汤类

美国的新鲜汤类市场跟英国不完全一样，不过你也有很多选择。

沃尔玛小型超市有售各种不含添加剂的新鲜汤品。蔬菜汤每份热量 90 卡，鸡肉蔬菜面汤每份 100 卡，你可以放在微波炉中加热即食。

坎贝尔（campbellsoup.com）也有很多汤可供选择，例如健康的墨西哥风味鸡肉玉米饼汤，每份 110 卡。很多汤可以装在微波炉专用小袋中，带着去上班非常方便。

GO 品牌下的汤类都是小袋包装，分量也不较大。比如，西班牙腊香肠和去骨鸡肉配黑豆，每包热量 210 卡。

3. 谷物和面条

在如此低的卡路里配额下，你能吃的面食并不多。如果你想吃些比汤更实在的东西，同时又想省事的话，可以考虑饭团。饭团里面有丰富的调味料，可用微波炉直接加热。每个饭团的热量可能会达到 400 卡左右，所以最好分两次食用，也可以增加些冷冻蔬菜。在糙米和白米之间，我肯定会选择前者，因为白米通常会让你更快感到饥饿。

英国的 Tilda 烤青椒蒸西葫芦配巴斯马蒂香米，每半包热量是 176 卡；Veetee 米配印度比尔亚尼菜，每半包热量 174 卡；美国的 Uncle Ben’s 西班牙风味大米，每半包 200 卡。

断食论坛最近在热议“零热量”魔芋面条。这是一种薯类做成的面条，食用后能让你产生饱腹感，又不会增加卡路里。这种面条非常盛行，以至于我每次都买不到，但我也听到了一些毁誉参半的言论。它确实能让人产生饱腹感，而且你还可以旺火煎炒，将它跟虾肉和瘦肉搭配都很不错。但它跟真正的面条想去甚远，闻起来也有些鱼腥味。魔芋面条可以跟豆腐搭配，这样吃起来更容易有饱腹感。你可以在网上或者亚洲特产专卖店买到它。

烹饪北非米也算是一种不错的选择。北非米品种多样，口味也各异，但吃法很简单。把米放进碗里，开水冲泡就行了。Ainsley Harriott 北非米半分热量 170 ~ 190 卡。你可以加些冷冻豆类、玉米、蔬菜香肠或者汉堡来增加它的分量。

自制饭菜

煎炒鸡蛋和吐司配菜都可以当做午餐或晚餐。如果你吃吐司卷豆角，没人会猜到你在断食，吐司上再加点辣椒或者调味料就更好吃了！

就挑选配料、烹饪时间和热量计算而言，我发现的最好网站是 BBC 美食网（bbcgoodfood.com，国内公认网站为 39 健康网 http：//fitness.39.net/tzgj。——译者注）。通过 bit.ly/Ssvbkl 这个网页，你就可以找到这个网站专门推荐的 200 ~ 400 卡路里的餐食，其中包括油煎鱼和炸薯条、全英煎蛋饼。注册之后，你还可以把最喜欢的菜谱保存到文件夹里，并且阅读每份食谱的其他点评。

在这部分中，我将继续坚持推荐些简单的菜肴。它们还称不上是“秘方”，顶多算是一些建议。如果你不想花太多时间做菜或者寻找新鲜刺激，这些既快又简单的菜正中你下怀。

一荤两素混搭风

断食期间，你肯定要比往常更注意如何搭配一荤两素，但这绝不是说你必须放弃它们！

下面是关于这种搭配和分量的建议：将所有的卡路里含量作为参考，并且核查包装袋上的数值。大多蒸煮的绿色蔬菜每 100 克 30 ~ 35 卡路里，但豆类和玉米的卡路里要高一些。

肉 / 鱼	蔬菜一	蔬菜二	总热量（卡）
大马哈鱼 100g 135 卡	荷兰豆 / 雪豆 100g 32 卡	无热量煎炒蘑菇 60g 10 卡	177
金枪鱼 75g 115 卡	甜玉米 罐装 75g 50 卡	菠菜 14g 32 卡	197
虾 100g 80 卡	烤番茄 小番茄 10 个，30 卡 香油 5ml，5 卡	青豆角 100g 30 卡	145
鸡胸肉片 100g 100 ~ 140 卡	西兰花 蒸煮，28g 30 卡	辣椒切片 80g 25 卡	155 ~ 195
鸡胸肉片 100g 100 ~ 140 卡	小胡萝卜 冷冻，80g 18 卡	花椰菜 蒸煮，100g 25 卡	143 ~ 183
汉堡 50g 80 卡	甘薯 133g 105 卡	豌豆 50g 34 卡	189 ~ 219

超简单食谱

下面这些食谱操作简单、用料新鲜、适用性广。在断食日，你可以将它们作为健康、营养和低热量餐食的基础。

简易蔬菜咖喱，每份 150 卡（一次做 2 份）

你可以将食谱中的蔬菜换成任何时令蔬菜，也可以搭配鸡肉或鱼肉。记得调整其对应的热量值！

1 汤匙（5ml）油；

1 汤匙辣椒粉；

1 汤匙姜粉；

1 汤匙姜黄粉；

1 汤匙番茄泥；

2 片蒜瓣，拍碎；

1 个洋葱，切细；

100g 青豆角，切片；

200g 花椰菜或西兰花，掰成小块；

100g 胡萝卜，切片；

100g 土豆，切块；

20g 无籽葡萄干。

将蒜瓣和洋葱放入油锅，煎炒 5 分钟，然后加入调料，再炒 1 分钟。之后放入所有的蔬菜，并且加入 300 毫升水，再放入剩下的配料。

大火烧开，然后转为小火，盖上锅盖焖煮半个小时。如果你想留些到下个断食日食用，可以把它放进冰箱保存 48 小时，下一个断食日吃依然很美味。

地中海烤蔬菜：每份 148 卡（一次做 4 份）

这道菜不管配什么香草和调料都不错。你可以尝试配辣椒、蘑菇、小玉米或南瓜，味道都很棒。

如果你准备的分量有些多，就把多余的食材用来做汤：你可以将食材放进大炖锅，加一些水，再放入番茄，大火烧开，根据你喜欢的汤黏稠度来决定放水量。待汤冷却后，放入盘中，用搅拌器搅拌。

3 汤匙橄榄油；

4 个大西葫芦，切片；

5 个圣女果，切片；

2 个茄子，切片；

1 个大蒜头，不剥皮；

一把迷迭香，掰成小枝，或者采用牛至和百里香。

把烤箱加热到 220C/200C fans/gas7。在烤盘中均匀洒下 1/3 的橄榄油，然后把蔬菜层层铺好放在烤盘里面，把蒜头放在最中间的位置。接下来将各种调味香草混合在蔬菜层中，最后在最上层加入一汤匙橄榄油。

放入烤箱烤 45 分钟。1 个小时后蔬菜边缘会微微焦黄，这时加入剩下的橄榄油。你也可以少用些油，不过这些油本来也不多！吃的时候连同带皮的蒜头一起端上桌，并将蒜汁挤在蔬菜上。

旺火小炒：每份 160 卡（一次做 2 份）

这又是一道适用于不同蔬菜的基础食谱。你可以从超市或便利店买些蔬菜包来做这道菜。

如果你想加入肉或鱼，应事先用油煎炒，并确保它熟透，然后把它们盛出来，再放入蔬菜快炒。所有配菜都受热后，加入酱油和辣酱。

你还可以加入切细的豆腐片或搅碎的鸡蛋液，这可以增加这道菜的蛋白质含量。

1 汤匙植物油；

1.5 汤匙酱油；

2 汤匙甜辣酱；

1 个蒜瓣，切片；

1 个红辣椒，切片（如果怕辣，就不用加辣椒）；

500g 混合蔬菜，如小白菜、玉米、西兰花等。

将油放入炒锅加热，然后放入辣椒和蒜片炒 1 分钟；再放入蔬菜，翻炒 2 ~ 3 分钟；最后加入酱油和辣酱，翻炒 2 ~ 3 分钟，直至蔬菜变软。

香辣印度扁豆西红柿汤：每份 130 卡（一次做 2 份）

这是一道简单、暖胃的汤，我非常爱喝，我觉得它充满了异域风情，它可以让你的味蕾在舌尖绽放，而且你可以很容易获得这些食材。如果你愿意，可以一次多做几份，放进冰箱冷藏，下一个轻断食日再喝。

1 把辣椒片；

2 汤匙红扁豆；

400g 番茄泥；

1 个洋葱，切碎；

500ml 高汤；

半把香菜叶，调味。

将所有配菜放进平底锅中，香菜叶除外，加热至发泡。然后盖上锅盖，焖煮 20 分钟，直至扁豆变软。再加入香菜叶煮 1 分钟。用搅拌棒搅拌均匀后，放入调味品，出锅。

蘑菇冬阴功汤：每份 40 卡（一次做 4 份）

这例汤非常美味，非常好做，而且热量非常低。

香菜若干；

1 汤匙鱼露；

1 ～ 2 汤匙冬阴酱；

1 只柠檬，榨汁；

1 只红椒，切片；

200g 新鲜蘑菇；

1 升鸡肉高汤或者蔬菜高汤；

4 只什塔克菇，泡软去硬边。

将高汤放入大锅中煮开，加入冬阴酱和蘑菇。5 分钟后放入其他配菜，最后放入准备好的调味料，还可在上桌前加些鱼露。

青白双色超级汤：每份 76 卡（一次做 2 份）

这道菜含有丰富的维生素，而且做起来超级简单，时间也很短，在断食日我时常做这道菜。

1 汤匙油；

500ml 高汤；

半把青葱，切碎；

1 个小土豆，去皮，切块；

140g 袋装西洋菜、菠菜和芝麻菜。

锅内放橄榄油，将青葱煮软，再放入土豆煮 2 分钟。然后加入高汤烧开，直到土豆变软，可能需要 10 ~ 15 分钟，视土豆块大小而定。再加入蔬菜包，煮 1 分钟后，用搅拌棒搅拌至汤汁滑润。最后放入调味品。

即食玉米菜汤：每份 115 卡（一次做 1 份）

1 撮辣椒；

300ml 高汤；

100g 冰冻甜玉米；

1 根青葱，中等大小；

2% 全脂牛奶或新鲜半脱脂牛奶。

先用无热量喷雾油煎炒洋葱，然后将牛奶之外的配菜放入锅中炖煮 5 分钟。加入牛奶后，用搅拌棒轻轻搅拌，并放入调味品，一份美味就出炉了。

酿蔬菜

用蔬菜酿其他配菜相当完美：卡路里低、颜色丰富、口感鲜美，正是断食日的理想之选！

又大又平的褐菇跟牛肉汉堡差不多，用来包裹配菜再合适不过。我经常将它和配菜一起烧烤或放进微波炉加热。烧烤或煎炒之后可以放进小面包里当“汉堡”吃。

费城蘑菇：2 个 66 卡

取 2 只大平菇（约 125 克，20 卡），并用毛巾将它擦拭干净。在平菇上加入切碎的药草、香葱、黑胡椒以及 30 克费城淡奶酪，然后将其放在烤架上烤 2 分钟直至熟透，或者放入微波炉加热 30 ～ 45 秒。

酿鳄梨：125 卡外加馅料的热量

鳄梨的脂肪含量很高，但是它吃起来可口又饱腹。它既可以生吃，也可以熟吃。它的形状就像一只碗，所以你可以在其中装入各种配料。将鳄梨一分两半。你可以保留鳄梨核，并将一半放入冰箱冷藏。

记得在切割面滴几滴柠檬汁，以防止它变色。在另外半个（125 卡）中加入任何你想加的馅料：

鳄梨酱风格：加入萨尔萨辣酱或 2 只切碎的圣女果，再撒上一些辣椒以及半根切碎的青葱（低于 10 卡）。

奶油芝士风格：加入 1 汤匙费城淡奶酪（任意口味皆可，20 卡），放入微波炉加热 20 ～ 30 秒或放在烤架上烤

5分钟，这样就可以做成酱蘸瑞维塔饼干或者其他饼干了。烧烤前请先喷些无热量喷雾油。

芝麻菜和香醋：在鳄梨壳中倒入1汤匙醋（15ml，15卡），再加入一把芝麻叶（20克绰绰有余，只有4卡），并在上面洒些磨碎的胡椒粉和海盐。

虾仁和柠檬：放入60克煮熟的虾仁（约45卡），再加上半只柠檬（低于10卡），就可以端上桌了。如果你喜欢，还可以加入些低卡调味品。

热辣辣的地中海风情：在鳄梨上喷些无热量喷雾油。放在烤架上烧烤5分钟或者放入微波炉加热20～30秒。

在鳄梨中空处，放入1只切碎的干西红柿，2只带核的橄榄，一些刺山柑，半根青葱，以及一些揉碎的罗勒或芝麻叶（馅料低于20卡）。

极速酿辣椒：两半92卡

将一只中等大小的红椒或黄椒对半切开，取出里面的辣椒籽和白色内芯。每半只辣椒内加入3只圣女果（6只，18卡）和一些切成细丝的青葱（5卡），并加入30克费城淡奶酪（任意口味皆可，40卡）以及其他调味品。

将辣椒放在烤架上烤10～12分钟左右，或者放进烤箱烤30分钟，直到辣椒肉质变软、外皮焦黄。

沙　拉

预洗的袋装沙拉所含卡路里很低，可以作为断食日的备用餐。

沙拉原料	热量（卡）
半包预洗沙拉，品种任你挑选	15 ~ 30 卡，详见标签
圣女果	每只 3 卡
灯笼椒，切片	每只辣椒 30 卡
50g 煮熟的甜菜根	16 卡
50g 罐装甜玉米	40 ~ 50 卡
青葱	中等大小，8 卡
10g 巴尔马干酪，切成薄片	40 卡
茅屋芝士，根据脂肪含量不同而异	每 100g 60 ~ 100 卡
极薄火腿（跟熟食店差不多），厚薄程度不同	每片 10 ~ 15 卡
极薄火鸡肉（跟熟食店差不多），厚薄程度不同	每片 8 ~ 15 卡
煮熟的虾仁	50g，40 卡
熏制大马哈鱼，1 片 60g	80 ~ 100 卡
洋蓟心，根据罐头大小而定	每份 25 ~ 50 卡
南瓜籽，1 汤匙 5g	29 卡
松子，1 汤匙 5g	35 卡
葵花籽，1 汤匙 5g	30 卡
水牛芝士，60g	170 卡
半个碎苹果，50g	27 卡
核桃，1 汤匙 5g	34 卡
水煮蛋	70 ~ 80 卡

从 A 到 Z 推荐食材

如果你觉得断食没意思，找不到快速做菜的新点子，那么这部分就是特意为你鼓舞士气的。

食物	做法	热量（卡）
A—芦笋（Asparagus）	美味又饱腹，而且超有营养。既可以蒸煮，又可用微波炉加热。吃前用海盐、胡椒粉、柠檬汁调味，或者在旁边放一个煲水蛋蘸着吃！焯水后还可以烤着吃。	5 根茎 =25 卡
A—杏仁（Almonds）	虽然跟所有坚果一样热量很高，但吃上一把就让人觉得很饱。我也会用它们做底菜，将 1 汤匙杏仁混入酸奶和浆果，这样吃十分香甜。最重要的是热量不高，同时又能让你很长时间不感到饥饿。	1 颗杏仁 =7 卡 1 汤匙 =31 卡（5g）

B—甜菜根（Beetroot）	你可能已经看出来我是个甜菜根杀手。特别是用辣椒调味过，或者跟孜然粉烘焙过的甜菜根，再搭配些低脂酸奶或孜然，这实在是我的大爱。它对健康大有裨益。将它跟芝麻菜、圣女果、香醋和碎苹果搭配能做成一道美味的沙拉。我还很喜欢将它跟新鲜的马苏里拉奶酪搭配，这种奶酪能在水里飘起来。	50g 煮熟的甜菜根 =16 卡
B—西兰花（Broccoli）	又是一种超级食品，煮过头了会很难吃，但蒸煮就没问题了。你有没有尝试过炒西兰花？如果你将西兰花切成小瓣，喷上喷雾油，放进锅中翻炒，西兰花的边缘就会有些焦。炒这道菜会产生油烟，所以做这道菜时你需要打开窗户通风，或者使用厨房抽油烟机。用胡椒粉、海盐、酱油或者辣椒酱调味后，这道菜尝起来很美味，而且热量很低。	100g=38 卡
C—巧克力（Chocolate）	好吃，但不能多吃，不过 2 ~ 4 块黑巧克力就能一解你的馋欲了。它很甜，但不会甜得发腻，并且富含抗氧化剂。	10g（4 小块）=58 卡
D—第戎芥末（Dijon mustard）	我在很多美味的菜肴中都添加这种芥末。虽然芥末也含热量，但味道很重，所以你只需放一点就够了。	1 汤匙（15ml）=15 卡
E—毛豆（Edamame beans）	这种豆荚在亚洲餐馆里很常见，你也可以买回家冰着吃，它既饱腹，营养价值又高，还可以缓解你想吃零食的冲动。	50g=61 卡
F—低脂菲达奶酪（low-fat Feta cheese）	它味道浓烈，而且有点咸，所以放一点点就够了。你可以在希腊沙拉中加入这种奶酪。你还可以将它跟西红柿、黑橄榄和黄瓜搭配起来吃。	50g=100 ~ 120 卡

G—姜 (Ginger)	如果你想丰富断食日的口味，姜就是最好的朋友之一。我超级喜欢把腌姜跟寿司搭配起来吃，感觉非常清爽美味。腌姜本身也是我的大爱！	25g=10 ～ 15 卡
H—火腿 (Ham)	如果你想吃咸的，火腿是不错的选择。推荐你将 2 片火腿搭配 6 小片柠檬。	柠檬搭配火腿 =80 卡
I—冰淇淋 (Ices)	夏天 Solero 冰淇淋是断食者的良友。如果你想尝试意大利口味的冰淇淋，或是一份奶油低脂冰冻酸奶，那么 Solero 冰棍是你的上上之选。	Solero 冰淇淋 =90 卡 1 勺脱脂冰冻酸奶 =80 卡
J—果冻 (Jelly)	想吃甜食？无糖果冻助你一臂之力，它味道甜美、热量又低。	3 ～ 10 卡
K—猕猴桃 (Kiwi Fruits)	可能因为猕猴桃外表不甚美观，所以经常被忽视，但它里面富含维他命 C。	46 卡
L—扁豆 (Lentils)	物美价廉的红扁豆是做汤的好底料，美味的扁豆特别容易让人产生饱腹感，此外它还可以是美味营养的沙拉配菜。	100g 烹饪好的扁豆 =130 卡
M—酵母酱 (Marmite)	英国人必吃酱。酵母酱味浓香远，用脆面包蘸着吃或者将它抹在吐司片上都很美味。	每 4g=10 卡
N—面条 (Noodles)	在超市冷冻食品区可以找到“无热量”魔芋面条。吃之前建议你将它放在热锅中干炒 1 分钟，并搭配重口味的酱汁。	每份低于 20 卡
O—奥利奥饼干 (Oreo Cookies)	我爱死了奥利奥饼干，因为它们长得简直太可爱了。如果只吃一两块，其实也无妨。少少的 2 块小饼干就能让你感受到甜蜜，而且热量也不是太高。	半包 29g 小袋装（4 块饼干）=65 卡

P—棒冰(Popsicles)	用无糖果汁、稀释的鲜榨水果汁、低脂酸奶或者水果泥自制低热量棒冰。把材料放进可重复使用的冰模，尽情发挥你的想象力吧！	根据你添加的食物而定
Q—藜麦(Quinoa)	藜麦最先由印加土著居民种植，可作为肉饭或馅料的原料。藜麦富含蛋白质，所以你吃一点点就会觉得很饱。你还可以将它代替米饭用在沙拉或者其他菜肴中。	100g =100 ~ 110 卡
R—意大利乳清干酪(Ricotta)	非常细腻淡雅的一款意大利芝士，有着慕斯般的柔滑。你可以用它蘸食、调味，还可以用它代替蛋黄酱，从而让沙拉更加“缠绵”。你可以查看标签，选择热量较低的品牌。	28g =50 ~ 100 卡
S—萨尔萨辣酱(Salsa)	商店买的萨尔萨辣酱可能也不错，但跟自制的辣酱完全不可相提并论。自制辣酱放在冰箱里冷藏一天之后味道更佳。 1 只西红柿，切成细块；1 只中等大小的红色甜椒；半根黄瓜，半根芹菜茎，切成细块；1 只中等大小洋葱，切碎；2 汤匙醋；2 汤匙盐；辣椒片、黑胡椒和牛至若干，搅碎；1 汤匙辣酱油；将洋葱浸泡在醋和 1 汤匙盐中，并放置一夜。将甜椒烤至表皮焦黄，去除辣椒籽和白色内芯，然后切碎，与其他切碎的蔬菜和洋葱混合，加入调味品，最后分成 8 份。	每份 14 卡
T—火鸡和感恩节(Turkey. and Thanksgiving)	感恩节的火鸡是一种脂肪很低的肉类，但感恩节其他的菜肴就不那么适合断食日吃了。所以我感恩节通常不断食，随心所欲吃想吃的东西。节后再断食，毕竟是过节嘛。	100g=103 卡

U—牙马加丑橘 (Ugli fruit)	我从没买过这种橘子，这种橘子跟西柚有些相像。	半个橘子 =45 卡
V—醋 (Vinegar)	人们低估了醋的功效。在英国，吃薯片时我们特爱蘸这种浓烈的麦芽醋，不过断食日可能不适合。但醋的世界无限宽广，包括果醋、雪莉醋、苹果醋、红葡萄酒醋、白葡萄酒醋、还有香槟醋，而这些基本上都没有热量。作为调味品，口味温和的醋可以独当一面，即使不加油和香醋，其搭配的蔬菜和沙拉又甜又酸，妙不可言！醋还是一味保健良药，可以降血压、调节胆固醇，对治疗糖尿病和调节胰岛素水平也有积极疗效。	1 汤匙香醋 =12 ~ 16 卡 1 汤匙白醋 =1 卡
W—西洋菜 (Watercress)	因为富含维他命 C 和其他营养素，西洋菜是备受好评的又一种超级食材，可以用来制作营养丰富的沙拉或者汤。它在 16 世纪时被用来治疗坏血病，科学家们正在研究它的抗癌功效。	100g=11 卡
X—圣诞节 (Xmas)	跟感恩节一样，肉馅饼和圣诞布丁于断食无益，但这种断食方式适用于任何形式的庆典活动，你只要在节日期间断食两天就可以良心大安了，此外还可以缓和下节日期间大吃大喝带来的肠胃负担。谨记，断食是持久战，不仅仅是攻克圣诞节这一关。	
Y—酸奶 (Yogurt)	还记得 20 世纪八九十年代那种稀薄、难闻的减肥酸奶吗？而现在你很容易找到低于 100 卡路里的美味酸奶。不过话又说回来，断食日我还是喜欢喝普通酸奶或希腊酸奶，就喝玩偶房子那么少少的一点儿。	根据品牌而定！

小吃、零食、下馆子，来者不拒！

零食，吃还是不吃？

零食，吃还是不吃？这个问题本书前面已经讨论过。一般来说，很多 5 : 2 的断食者会尽量避免在正餐外吃零食，但有时可能你就是憋不住。这时，理智的做法是选择那些低热量的食品，而选择高热量的食品会让前面的努力都付诸东流。

健康食品店有各种坚果或果仁包。购买时，你一定要核查它们的营养价值。我最喜欢的零食一直是泰式辣米饼。它看起来非常健康，但其实大多数这种饼干热量都很高。

我迷恋英国公司 Graze.com 派送的信封大小的零食包。里面一般装有小包装的香甜零食，包括坚果、果脯、甚至巧克力。这些零食有的健康，有的不那么健康，但每周打开这个零食包就像收到了一件小礼物一样开心。

我发现自己有时特别想吃甜咸口味的东西，当一杯绿茶不能解馋时，下面这些零食就能一解我的燃眉之急。

零 食	热量（卡）
味噌汤：大部分味噌汤里面都有豆腐或海菜	25 ~ 35
1 杯空气爆米花	31
10 个去核青橄榄	42
燕麦饼	35 ~ 50
可以在饼上抹 2 汤匙（10g）费城淡奶酪	15
或者 1 汤匙（5g）花生酱	30
10 个杏仁（1 个杏仁 7 卡，吃后满满的都是幸福）	70

1 片烤培根和 1 团番茄酱	87
17g Quavers 芝士饼干	88
1 包咸味 Snack a Jacks	92 ~ 108
1 包加盐法国薯片	97
25gTwiglets 饼干	98
10g 品客薯片	100
无糖果冻	5 ~ 15
Options Hot Chocolates Belgian 巧克力	40
星河巧克力	40
佳发蛋糕	46
小勺香草冰淇淋	50 ~ 60
10g85% 黑巧克力	55
2 个中等大小的桃子	76
20 个浆果	80
1 块麦维他消化饼干	84
1 小片麦芽糖面包	85
1 只小香蕉	90
2 块姜汁饼干	90
Solero 冰淇淋	90

想下馆子就去吧！

我们的断食场地现在挪到了家庭以外。我尽量不在断食日下馆子，因为在那种情况下作出正确的决定非常困难，而且对自己摄入多少卡路里毫不知情。

你在我的日记中应该读到过“佛罗伦萨鸡蛋事件”：我打算去自己最喜欢的布莱顿诱惑餐馆喝汤，去之后才发现它周末不供应汤，所以情急之下我选择了佛罗伦萨鸡蛋套餐。这差不多有 500 卡路里，但却让我整天都没感觉到饿。

如果你打算出去就餐，就应该狠下心来把面包撤下餐桌，或者交给一起就餐的同伴，自己最好喝清淡的汤，吃沙拉，或者配些调味料。

脂肪含量少的鱼肉或者鸡肉搭配蔬菜虽然不能让人欢欣鼓舞，但能让你多些自控力。如果这一切都不管用，而你也抵抗不了食物的诱惑或者突然有值得庆祝的事情发生，事情就更简单了：干脆明天再断食！

一日三餐任你安排

现在，你手头有各种必备工具来安排自己断食日的三餐了。作为补充资料，我利用已有的食谱和现成的餐食制定了一些三餐计划表。如果你发现它们对你有所帮助，可以以它们为基础来安排自己的三餐。当然，你完全自创也无不可！

因为断食日男性可以比女性多摄入 100 卡路里，所以我为男性读者准备了额外的餐食！

菜单后面如果标有“*”号，则表明本书中有这道菜的详细烹饪方法。

沙拉大午餐

这一天我吃得很尽兴。跟朋友在户外吃一顿量多味美、无忧无虑的沙拉大餐，真是件非常享受的事情。虽然卡路里含量稍稍有些高，但它富含蛋白质和脂肪，接下来的半天我都没感觉到饥饿。

进　餐	食　物	热量（卡）
早餐		
午餐	60g 马苏里拉奶酪（半盒）	174
	15g 嫩叶芝麻菜沙拉，胡椒粉调味	3
	75g 甜菜根	30
	5ml 卡利提香脂醋	5
	49g 生鳄梨	78
	马莎传统小全麦面包	86
	凉拌卷心菜	132
晚餐		
零食		
总量		508

男性可选加餐：125ml 白诗南白葡萄酒（搭配这种沙拉最完美），110 卡。

两款靓汤，完美一天

这两款靓汤相当饱腹，还有一份精美小吃。男性可以食用两份小吃！

进　餐	食　物	热量（卡）
早餐	黑咖啡	
午餐	韭菜和土豆汤	120
	搭配烤白面包丁	79

晚餐	自制青白双色汤	76
	100g 鸡胸肉	100
	萨尔萨辣酱	14
	100g 蒸煮西兰花	32
	60g 蘑菇，无热量煎炒	10
	20g 费城奶油，撒上细香葱	32
零食	1 份无糖覆盆子果冻	10
总量		473

男性可选加餐：1 只中等大小香蕉，90 卡，或者 1 小包 Twiglets，98 卡。

家庭聚餐

吃饭是一个家庭的聚会，一家人坐在一起吃饭，是一个家庭在繁忙的工作、加班和放学后的重要活动。

而且一家人一起吃饭对于你和你的孩子来说，有不可估量的好处。它为家庭成员提供了一个工作学习之余的聚会场所，大家一边吃喝，一边分享一天以来的工作学习收获或探讨遇到的问题，光是想着这样的场景都让人觉得其乐融融。

如果断食日你不想将自己的饮食跟家人分开，或者不想让别人注意到你在断食，你只需跟家人吃一样的饭菜就可以，而不需要为自己烹饪额外的食物。

不过你得为他们提供更多的食物，比如早餐准备格拉诺拉麦片和酸奶，午餐摆上额外的黄油芝士配吐司，晚餐做些印度肉饭、鸡肉或虾肉，这样他们就不会起疑心了。

进 餐	食 物	热量（卡）
早餐	20 个新鲜的覆盆子	20
	25g 希腊风味酸奶	34
午餐	1 片吐司	92
	200g 豆	144
晚餐	冬阴功汤	40
	蔬菜咖喱	150
零食		
总量		480

男性可选加餐：1/3 份 Tilda 全麦肉饭，98 卡。

三顿现成饭菜

如果你工作繁忙，没有太多时间做饭，又真的不喜欢进厨房，那么下面三顿美味而简单的饭菜将不费你吹灰之力，相信你会喜欢这个餐谱。

进 餐	食 物	热量（卡）
早餐	桂格肉桂口味即食燕麦片	160
午餐	坎贝尔鸡肉汤和迷你面条汤	70
晚餐	Cafe Steamers 蜂蜜烤火鸡配甘薯	250
零食		
总量		480

男性可选加餐：1 份细磨圆面包或者面包片，80 ~ 95 卡。

一顿丰盛的早餐

早上起床，如果能来一顿丰盛的早餐，相信心情也会如同美味的食物一样无比绚烂，即使是断食日，你也可以尽情享受一顿丰盛的早餐或者早午餐！

进 餐	食 物	热量（卡）
早餐	2 片咸瘦肉（未熏制的培根）	106
	2 只褐菇用 1 汤匙橄榄油烧烤	85
	8 只圣女果	24
	1 片全麦面包	90
	1 根烤农家猪肉香肠，含 86% 猪肉	122
	1 只土鸡蛋，去壳煲煮	75
午餐		
晚餐		
零食		
总量		502

男性可选加餐： 125 毫升鲜榨橙汁，63 卡；100g 冰冻浆果，30 卡（浆果可以生吃也可做成冰昔）。

狂欢时刻

无论是商务交往，还是朋友开派对，已经成为日常生活中重要的一部分。狂欢时刻，能让你释放压力、烦躁等不良情绪，朋友之间一起聊聊天，跳跳舞，可以好好地享受当下的时刻。相信你也不希望因为断食而错过如此重要的时刻。如果小心筹划，你也可以参加舞会。

进 餐	食 物	热量（卡）
早餐		
午餐	1 份印度扁豆配番茄汤	130
晚餐	7 个圣女果	21
	7 根胡萝卜	35
	4 根黄瓜	4
	2 汤匙鹰嘴豆沙	23
	2 汤匙萨尔萨辣酱	15
	1 只烤鸡翅	55
	2 片 nigri 大马哈鱼寿司	125
零食	125ml 卡瓦酒	94
总量		502

男性可选加餐： 2 根意大利面包棍，40 卡；1 汤匙鳄梨酱，25 卡；1 根小香肠，30 卡。一共 95 卡。

Part 4

问题集锦和实践秘诀

Chapter1 关于 5 : 2 轻断食，你有问题吗？

什么是“5 : 2 轻断食”？

“5 : 2 轻断食”的定义是什么？

5 : 2 轻断食是一种健康饮食的灵活方法，它强调每周两天摄入人体所需热量的 25%，其余 5 天正常饮食。这种间歇式断食能够改变身体的修复机能，能够预防如心脏病、中风、痴呆症、Ⅱ型糖尿病和癌症等疾病。对我们很多人来说，它还能大大改变我们正常饮食日的饮食方式，让我们吃得更好、更健康，而且更有针对性地挑选食物。

5 : 2 轻断食有多灵活？

它非常灵活！你可以调整断食天数、所吃食物和断食日期。我们将正常饮食日和断食日的比例分为 5 : 2，但你可以任意调整。6 : 1 意味着每周只需断食 1 天，而 4 : 3 说明每周你将断食 3 天，ADF 表明你每隔一天断一次食。这完全根据你个人情况而定，而不是让你严格遵守某种套路。

“断食”指的是什么食物都不吃吗?

5 : 2 轻断食并非让你彻底断食，而是指在断食日，我们限制卡路里摄入量，以此带来健康益处和减肥效果，同时不至于感到太饥饿。

断食日女性平均热量摄入应该为 500 卡，男性为 600 卡，但根据你目前的身材和活动量可以适当调整。你可以为自己量身定制卡路里量，但上述平均值对大多数人都适用。

如何实践 5 : 2 轻断食?

断食日我能吃什么?

只要在规定的卡路里范围内，你想吃什么就吃什么。为了减少饥饿感，你可以吃大量蔬菜或小份瘦肉、鱼肉、鸡蛋。这些食物比水果、面包、米饭等碳水化合物更能产生饱腹感。喝汤也是个不错的选择，因为它分量充足，喝完后又很饱，你很长时间都不会觉得饿。

我可以吃方便食品吗?

健康的自制食物当然最佳，简单的食物就很好。任何加工过的食品可能都含有过多盐分和防腐剂，在生产过程中很多营养成分也可能已经流失。

我还能外出吃饭吗?

在正常饮食日，去餐馆享用一顿美味的菜肴是种享受，但应该适可而止，最好不要每周超过一次。如果你吃快餐，请选择更加健康的食物。

断食日我什么时候可以吃东西？多长时间吃一次？

你可以一次吃完规定的卡路里量，也可以分成两次或三次吃完。根据一些人的经验，如果将次数控制在一次或两次之内，对健康可能更有益。在断食日记得多喝水。你可以喝黑咖啡、花草茶，或者其他无糖饮料。含糖饮料可能影响你的血糖或胰岛素水平，在断食日喝这些饮料可能不是明智之举。如果你在热饮中添加了牛奶，一定要计算它的卡路里量。

我还能喝含酒精的饮料吗？

在正常饮食日，你当然可以喝含酒精的饮料。有些饮料热量很高，比如啤酒，因此应该适度饮用，但是红酒热量较低，可以稍微多饮用些。

正常饮食日我需要计算摄入的热量吗？还是想吃就吃？

人们经常会问这个问题，答案可以简单，也可以很复杂！

简单的回答：是的，你可以吃任何爱吃的食物。正常饮食日你不需要计算摄入热量，一般来说，正常饮食日摄入的热量，在断食日都会被消耗干净。

稍微复杂的回答：很多5:2断食者非常关心自己摄入的卡路里量。在断食日计算卡路里和限制饮食，不但能够帮助我们在正常饮食日更好地享受食物，而且能让我们懂得如何忍耐饥饿，所以我们会非常自然地吃得更少，并选择更健康的食物。

断食日能否以午夜为终点?

在断食日，我认为一般至少应该12～14个小时不进食，所以有些人将晚上睡觉的时间也包括在这段时间内，他们认为睡觉时可能不会感觉饥饿。但大多数人认为断食日断食的时间越长，效果越明显。5∶2轻断食的灵活之处就在于可以根据每个人的具体情况而定，以便他能持之以恒地坚持和获得成功，所以选择最适合自己的断食时长就可以。

我应该连续两天断食，还是隔天断食?

大多数人觉得将断食日分开更容易坚持，比如周一和周三断食，而不是周一和周二断食。因为连续两天断食，饥饿感会更强烈，断食也会变成一种煎熬，而非休养身体。如果你觉得连续断食对你来说更简单，你也可以这样做。

断食会有什么不适感吗?

第一天断食，有人觉得冷或头疼，这两种状况在断食日比较常见。大多数人经过一到两次断食后，就没有什么不舒适了。

在开始断食之前，建议你先跟医生沟通。有些人可能不适合断食，所以在做出饮食习惯的重大调整之前，最好先征求医生的意见。

如果我不小心打破断食日规则，应该怎么办?

如果你只是稍微超过了规定的热量，比如200卡，你也没有必要在那天放弃断食。你只需记住哪里做得不对，下次加以改正就可以了。如果你实在控制不了自己的嘴巴，最终放弃当天断食，请在第二天考虑哪里做得不够好。切勿过分自责，多给自己一点时间。

断食日我应该运动吗?

断食日不建议你运动，因为你可能感觉比较虚弱，这会增加你的饥饿感。但有些人喜欢在断食日运动，而且也没有不适感。

第一次断食应该怎么做？你有没有什么建议？

第一次断食可能有些艰难，虽然大多数人发现实际情况比想象的要简单。

我的主要建议是：

多喝水；

提前计划，只吃健康食品；

温习书中提到的健康益处；

保持忙碌，可以浏览论坛或做一些复杂的工作；

谨记饥饿只是暂时的，并且从中你可以重新领悟到很多东西！

更多关于5∶2轻断食的疑惑

为什么实践5∶2轻断食体重下降如此迅速？

这种断食法非常简单，每周任意两天摄取少量热量即可。断食日的选择可以根据生活节奏的快慢而定。由于断食日时间不长，在正常饮食日你还是可以跟家人、朋友享受美食，大多数尝试5∶2轻断食的人，都觉得这种控制体重的方式很容易坚持下去。此外，它还能让你在正常饮食日吃得更健康，饮食习惯得到调整且摄入的热量较之以前更少。

我可能减掉多少体重?

你想要减掉多少？目前为止，很多 5 : 2 断食者已经瘦了 20 公斤或更多。当然,每个人的情况有所不同,如果你一周只瘦了 0.5 公斤，而其他人瘦了 2 公斤，你也不必感到沮丧，这种方法贵在坚持。如果你持之以恒，达到健康体重完全有可能。

这种减肥法是否会损害健康?

通常来说，体重迅速下降可能存在问题，因为人们发现只要恢复正常的饮食习惯，他们的体重马上出现反弹。5 : 2 轻断食跟其他断食法有所不同。你每周只需两天控制摄入的卡路里，其他 5 天则不需要断食或计算热量，而可以正常吃喝和享受美食。这种断食法强调的不是短期效应，而是一种可持续的健康生活方式。很多断食者达到理想体重后，会选择更加保守的断食法，每周只断食一天。

很多针对 5 : 2 断食者的研究表明，5 : 2 轻断食不仅能够有效减重，而且能够在几周内显著改善健康，比如改善胆固醇、甘油三酯、糖化血红蛋白、胰岛素和 IGF1 等的含量。因此，5 : 2 轻断食不仅对健康无害，而且还能提高健康水平。

5 : 2 轻断食是否只能风行一时，就像阿特金斯低糖减肥法、卷心菜汤减肥法和 F 计划一样?

跟很多人一样，我认为 5 : 2 轻断食很特别。它不会要求你完全不吃哪类食物，也不会让你去吃瘦身产业炮制出来的奇怪食物。对于我而言，这种断食法把人从食品选择中解放出来了，能帮助人们更好地作出决定。它之所以特别，是因为它迎合人的食欲特征、操作灵活、有益健康并且还具有可持续性。

再者，这种断食法已经“风行”很长很长时间了。从早期人类那种无法避免、朝不保夕的断食或乱食生活方式，到后来很多宗教中包含的断食规定，都有所体现。放纵中应有所克制，是千百年来人类总结出的宝贵经验。如果在21世纪，你能忍受得了饥饿的煎熬，我相信，你会发现生活的更多意义。就我而言，断食让我重新发现了食欲和食品对于自己的意义。

你曾经是否考虑过放弃这种断食法？

从来没有。我以前尝试过的断食法，总是坚持不了4个月。虽然在实践这种断食法的过程中，我会碰到一些特别的情况，比如想出去庆祝一下，或是朋友突然拜访，但我不会为此自责，我只需将断食日换到明天。这种断食法提倡的不是宁为玉碎不为瓦全，而是潜移默化、滴水穿石。

你心中是否有个目标体重？

我的目标体重是稍低于63.5公斤，因为跟别人说自己体重63.5公斤是件很爽的事情。如果我能达到这个目标，我的BMI就会刚刚低于24。虽然我还可以减一点儿，但我天生比较有曲线（换种说法就是，我有傲人的胸部！）。如果我的体重低于63.5公斤，可能就太瘦了。

关于减肥，你有什么建议？

理性地对待5:2轻断食。断食日应该在规定的热量范围内，摄取足够的营养物质，而正常饮食日不应该限制摄取热量，并确保整周摄取足够的热量。

断食日我会不会特别饿?

开始几次断食可能有些困难，一旦你习惯了饥饿感，你会觉得断食日很容易度过。很多人甚至觉得断食日不仅不是种煎熬，反而是种享受。还有人说断食让他们觉得身体更轻盈、感觉更敏锐、心情更愉悦。

有几位亲戚到家里做客，我是否应该告诉他们我正在实践轻断食呢?

亲戚到访是件令人高兴的事，但你可能不太喜欢他们到访，因为他人在家留宿会造成一定压力并打乱生活节奏，而断食可能让压力变得更大。不过 5 : 2 断食是灵活的，你完全可以在亲戚走后继续断食，而无需感到不自在。

一旦你达到目标体重，你会放弃 5 : 2 轻断食吗?

我不会。那时我可能会考虑将断食日压缩为一周一天。因为它就像一种体重登记程序，对健康很有好处。我还会坚持每周称一次体重，我认为这是避免肥胖反弹的一种好方法。

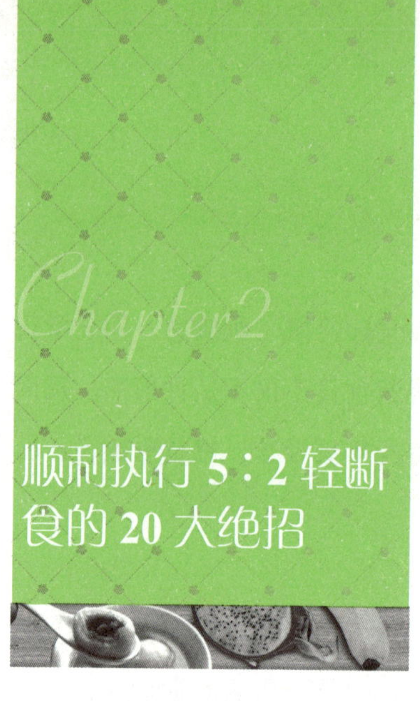

Chapter2 顺利执行 5：2 轻断食的 20 大绝招

到现在为止，本书已经接近尾声了。你心动了吗？愿意跟我们一起实践 5：2 断食法吗？在此，我还想跟你分享我顺利执行 5：2 轻断食的 20 大绝招。

更好地坚持 5：2 轻断食的 10 个秘诀

（1）提前安排好每餐的菜式。500 ~ 600 卡路里的食物并不多，所以预先设计好菜式，可以减轻被食物引诱的可能性。

（2）每周都可以调整断食的日子，这取决于你的计划。最好选择有些忙但不特别忙的日子断食，这样你可以将注意力从食物上转移到工作上，又不至于饿得前胸贴后背，以至于半夜跑出来觅食！

（3）最好不要连续断食，可以选择周一和周三或周二和周四。连续两天断食容易让你半途而废，而间歇性断食则更容易坚持。

（4）如果你要为全家烹饪三餐，那么在断食日你可以烹制家人喜爱而你深恶痛绝的食物。这样你就不会在烹制时偷吃了！

(5)保持忙碌，晚上也别闲下来。无论是玩填词游戏还是钩花边，找点事情做。不然，看电视的时候你很容易把手伸进饼干盒里。

(6) 断食日不要出门采购食品。请远离各种诱惑！

(7) 找一个可以一起实践 5：2 轻断食的朋友。5-2diet.com 网站论坛可免费访问，上面发布了很多瘦身成功的励志故事，这些文章的作者能给你提供很多帮助和建议。

(8) 鼓动你的伴侣或同事实践 5：2 轻断食，这样你们就可以在同一天断食。竞争有助于你坚持到底，万一你想动摇也有人监督你。

(9) 给自己非食物的奖励，例如修一次指甲，或者买一本最喜欢的杂志。由于断食减少了食量，所以能省钱。即便每个断食日只能节省 1 英镑，短期内你也能省下不少钱。

(10) 如果你还在犹豫，重新读一遍断食法的好处，这可以帮助你下定决心。你还可以想想明天打算奖励自己的食物，例如一杯酒或者一份奶酪三明治。请牢记：明天你就能随心所欲地吃东西了！

10 个顶级秘诀助你进一步强化轻断食效果

(1) 尽可能推迟进餐的时间。大多数食谱都要求实践者吃早餐，但大多数 5：2 实践者建议，如果将第一餐的时间推迟到中午，饥饿感没那么强烈。

(2) 有证据表明减少用餐次数能最大限度地发挥 5：2 轻断食的好处，例如减轻身体负担，保持血糖水平稳定等。因此，可以迟一点吃早餐，早一点吃晚餐。

(3) 热饮是救命稻草，尤其在天气寒冷时。有些人刚开始断食的时候容易全身发冷，因此一杯热咖啡、热茶或热汤能让你重新暖和起来。你还可以在热饮里加一片柠檬或者几片薄荷叶。

（4）一开始你会觉得饥饿难耐。当饥饿感时不时地来袭时，找些事情做，并给自己准备一杯热饮。请牢记如果你忽视饥饿感，渐渐地就感受不到了。

（5）饿了才吃东西。绝大多数 5 : 2 轻断食实践者享用三餐时更加尽兴。他们没有过去那么爱吃小吃，在断食日也能有节制地进食，因为他们很清楚吃东西是因为饥饿，而不再把食物当做安慰剂或者无聊了就吃。

（6）喝碗热汤能给你带来很强烈的饱腹感。有科学证据表明热汤能让人更长久地维持饱腹感。你可以装在保温瓶内，也可以用微波炉加热。如果你没有时间熬汤，也可以购买罐装或速冻汤，这样你就能吃上快捷、便宜的午餐了。

（7）断食日最好不要喝果汁，也不要吃白面包或马铃薯这类食物，因为这些食物会改变你体内的血糖指数，让你觉得更饿。食用瘦肉、鱼肉、蔬菜以及鸡蛋能让你获取更多“有价值”的卡路里。

（8）断食日你可以吃得重口味一点，因为辣椒、大蒜及香料这些重口味的东西能遏制你的食欲。

（9）如果你爱吃甜食，低糖果酱能让你一饱口福。一整罐果酱的热量还不到 10 卡。瑞士产 Options 热巧克力也是不错的选择，热量只有 40 卡。

（10）断食日不宜外出用餐。如果你最终外出用餐或碰上节庆，请记住 5 : 2 轻断食是最灵活的方法，因为你可以改为明天再断食！

一辈子都该坚持的长寿生活方式

2012 年 11 月及以后
状态：充满希望、满心期待、乐观自信
11 月 30 日体重：65 公斤
合计减肥：8 公斤
轻断食法已坚持：113 天

BMI 值处于健康水平，这对我来说简直是天大的好消息！

几周来我一直忙于写这本书。今天终于快写完了。虽然这部分的工作接近了尾声，但故事还没有结束。

科学家们仍在继续研究间歇性断食。现实的成果是，我的体重仍在下降。到现在为止我已经断食了近 4 个月，而断食的过程对于我来说越来越容易。我现在满心期待能穿上派对裙子，在圣诞节饕餮一顿。如果可能的话，我仍会坚持断食。但我知道就算我 12 月不减肥，还可以等到明年 1 月份，况且还有整整一辈子呢。

至于新年愿景，今年 1 月 1 日我的第一个目标就是将体重恢复到健康水平。我深知如果没有 5∶2 轻断食，我肯定达不到这一目标。

我尝试过很多断食疗法，知道没有什么方法是万无一失的，但这种新的生活方式如此特别、如此让人欣慰，我真的打算一直坚持下去。

愿你也能享受5∶2的轻断食生活

我在一个断食日的傍晚写下这篇文章。那天，我只吃了一餐主食，但没感到饥饿或其他不适。这让我感到我是多么幸运，可以自由选择什么时候吃什么东西。断食不仅减轻了我的体重，还帮助我重新调整了饮食习惯，让我对下一顿饭充满期待和生之喜悦。

我真心希望那些断食者分享的奋斗和成功故事能够对你有所激励。我想对他们表示感谢，感谢他们的想法和对此书做出的宝贵贡献。如果你也愿意分享断食过程中的体会，我会感到非常开心。你可以通过我的网站联系我，或者加入我的Facebook群。只要搜索“5 : 2Diet”，你就能找到我。

如果断食法有新的进展，我会更新这本书。我很乐意将你的故事或建议纳入将来的版本中，所以请一定要通过我的网站给我发邮件：kate-harrison.com/5-2 diet。

最后，如果你非常喜欢这本书，或想将它推荐给别人，麻烦你留下点评。

同时，继续正常饮食，继续间歇断食、继续享受生活！

凯　特

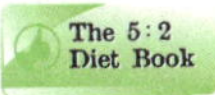

常见食物热量表

常见食物	每 100g 的热量（卡路里）
蔬　菜	
马铃薯	79
芥菜	26
螺旋藻粉	374
甜菜根	38
奶油南瓜	40
主　食	
意大利拖鞋面包	269
黑麦面包	242
玉米面包	311
法棍面包	242
酸面包	256
全麦面包	260
即食燕麦	380

乌龙面	352
速食面	450
意大利面	370
全麦面粉	331
泰国香米	352
高蛋白食物	
火鸡	103
培根	441
黑豆	341
黑军豆	285
沙丁鱼	165
鱼排	229
羊排	260
西班牙腊香肠	450
牛肉汉堡	283
素汉堡	137
乳制品	
白干酪	72
奶酪	410
脱脂奶	35
杏仁奶	24
羊奶	61
原味酸奶	132
酸奶油	137
鲜奶油	350
炼乳	332
奶片	472

美味营养汤	
牛肉清汤	7
鸡肉蔬菜汤	36
龙虾浓汤	125
蔬菜汤	45
洋葱汤	45
蘑菇浓汤	233
味噌汤	22
番茄罗宋汤	40
调味品及酱料	
蜂蜜	334
枫糖浆	265
酸小黄瓜	34
番茄酱	102
芝麻酱	658
花生酱	621
芥末酱	167
沙拉酱	120
烤肉酱	353
意大利面蔬菜酱	50
草莓果酱	258
蓝莓酱	241
香醋	138
饮料及酒水	
拿铁咖啡	54
热巧克力	59
全脂奶卡布奇诺	37

苹果汁	44
可口可乐	43
起泡矿泉水	0
红茶	0
雪碧	44
柳橙汁	42
雪碧	44
草莓奶昔	67
小麦草汁	17
白酒	66
香槟	76
红酒	68
草莓香蕉沙冰	51
风味点心	
火腿奶酪三明治	288
番茄奶酪披萨	258
洋芋片	529
薯条	260
鹰嘴豆泥	303
酸奶黄瓜酱	137
蔬菜片	502
甜　品	
巧克力慕斯	174
黑巧克力	547
白巧克力	567
棉花糖	338
焦糖爆米花	427

奶油酥饼	523
提拉米苏	263
苹果派	262
太妃糖	459
甘草软糖	325
牛奶巧克力葡糖干	445
曲奇饼	546
马卡龙	397
芒果班戟	133

附录 2

实践 5:2 轻断食动机分享

凯特·哈里森

（1）健康：家庭病史让我很忧虑，尤其当我亲眼看到Ⅱ型糖尿病的症状时更是如此。

（2）外表：我觉得身材变好之后，感觉特别棒！

（3）热爱烘焙：我太喜欢美食了，尤其是甜食。能够继续享受美食是我坚持 5:2 轻断食的重要原因。

Steph

我需要减掉 13 公斤，不仅因为虚荣心作祟，更是出于健康考虑。我发现 5:2 轻断食可以满足我的需求。

去逛街时，每每看到漂亮的无袖上衣或连衣裙不能穿，我都不得不忍痛割爱。如果能穿上心仪的衣服，该有多好！我相信很多女性跟我有类似的想法。如果你感觉很好，神采奕奕，你的心情也会更好。每天自怨自艾，对健康肯定没好处，我敢肯定！

SallyQ

我实践 5:2 轻断食，主要出于健康考虑。我的胆固醇水平很高，还患有高血压。我今年 8 月满 50 岁，我不想在 50 岁时就显得又老又肥，我想变得美丽健康。

Sam

我患有哮喘，体重严重超标，每次上楼梯时都要停下来喘气。我对自己的肥胖非常羞愧，5:2 轻断食对于我来说，就像在漫长漆黑的隧道里行走时突然看到了一道希望之光，我相信这种饮食方式的改变必将大大改善我的生活。

Qaocao

我不想患糖尿病。此外，我还希望血压能够下降些，且少吃点药。我想正常地逛街，而不是只去大码服装店买衣服。最重要的是，我想重拾自信。我希望能够自信地看着镜子里的脸和身材，不再觉得抬不起头来。

SheilaMF

我的公公多年前死于心脏病，婆婆患有老年痴呆症。医生诊断我的丈夫患心脏病的几率为 20%。丈夫在了解 5:2 轻断食后，非常乐于尝试。婆婆的老年痴呆症也是刺激我开始 5:2 轻断食的动机之一。人到中年，我肚子上的赘肉越来越多，但开始断食后，我的体重在缓慢下降。虽然我快 56 岁了，但我的两个孩子分别只有 14 和 16 岁。我不希望孩子在很年轻的时候就不得不照顾年迈虚弱的父母。

Gonewest

我以前从来没有尝试过断食，因为我太瘦了，就算吃再多也不发胖。大家都叫我不要侧着身子，因为这样他们就看不到我了。一到更年期，我就开始长赘肉。开始时，我还很高兴，因为很多衣服终于穿得比较合身了。

不久之后，我和丈夫搬到了伦敦郊外，而我也不用再上班了。我们的房子里装有中央空调，周围还有一块菜地，我有种美梦成真的感觉，每天精心钻研烹饪和烘焙，因为以前总没时间做这些事情。菜地里长的都是绿色蔬菜，相当美味。更年期也影响了我的食欲，因为我吃得越来越多。我之所以尝试 5：2 轻断食，是因为：

（1）这种饮食方式让我仍然可以吃喜欢的蛋糕！我和丈夫 9 月份开始断食。断食日我们只是稍微控制了摄入的热量。我们吃的食物很多样，做法也很随意，比如自制面包和酸奶。今年我还想自制黄油和奶酪。我一向不喜欢超市里那些“低卡”食物。

（2）我的父亲和公公都死于中风，我的婆婆一直患有高血压，我的母亲患有脑血栓。家庭病史让我对健康非常重视，这是我尝试这种断食法的重要动机之一。

（3）断食前，丈夫非常胖。他一直努力减肥，但每次都反弹，变得更胖。这种断食法改变了我们的生活方式。我们一起实践，并灵活安排。无论在家里，还是在上班，我们都可以将断食轻松融入日常生活中。

（4）这种断食法不像其他断食法那样需要大费周章，你不需要储存很多昂贵的“特别”瘦身食物，它也不仅仅是以减肥为目的，虽然实践这种方法，确实可以达到减肥的效果。这种断食法不仅不花钱，还帮我们省钱，因为断食那两天不用吃太多，我们利用省下的钱可以买更好的食物和食材。

我相信这种断食法还有很多益处，但对我来说，这些就已经足够。

The 5:2 Diet Book

附录 3

5:2 轻断食实践者感动分享

菲奥娜·麦克莱恩（Fiona Maclean）

我是一位营销顾问兼美食作家，今年 52 岁。

我从 2012 年 9 月开始实践 5:2 断食法，已经减掉了 9 公斤。再减 3 公斤，我就达到了理想体重。

因为患有甲状腺机能减退症，所以原本我减肥就比一般人更困难，但现在我感觉好多了。以前，我的脚和关节时常肿胀不舒服，现在这些症状也消失了，我的哮喘也好多了。整个冬天我都没有感冒过，现在我感觉精力更充沛。

断食日如果觉得饿，我会喝些味噌汤或吃些米饼。我每周至少出去就餐 2 次，实践 5:2 轻断食后，我仍能减下一些体重。

西蒙·贝克（Simone Baker）

从 9 岁开始我的体重一直超标，我 2012 年 2 月开始实践 5:2 轻断食。我原来的体重是 89 公斤，现在已经降到了 71.2 公斤。我希望减到60.3公斤。我今年50岁，打算明年结婚，现在我能穿上16号的婚纱了！以前我得穿24号！

实践5：2轻断食前，我几乎不运动。现在我每天都会运动1个小时左右。我以前还有些哮喘，现在也消失了。5：2轻断食让我重新审视自己跟食物的关系，真正掌控了自己的身体。

温迪·伯克（Wendy Burke）

从同事那里听说这种断食法之后，我半信半疑，所以买了这本书，想弄清楚到底怎么回事。读完之后，我觉得非常兴奋，不仅因为这种断食法能带来很多健康益处，而且因为它操作起来非常方便，不影响日常生活。

5周过去了，我已经减掉4.3公斤。它真的非常简单。你每周只需断食两天，其他5天可以随心所欲地吃。我再也不用担心体重问题。这种断食法经济实惠，你只需坚定的决心和周到的规划就可以完美执行。

哈普·汤姆森（Hap Thompson）

自从2012年9月底，我就开始实践这种断食法。11月中旬我已经减掉了9公斤体重。

我是这样做的：周一、周三和周五是我的断食日，在这些天内我摄取500～600卡热量，并且每天只吃一顿。周四和周日我会尽量吃得健康、营养均衡。周二和周六我会吃自己想吃的任何食物，这让我更能坚持下去。这两天我有时会吃些快餐，有时会吃些健康食品。我喜欢给正常饮食日多留些选择的余地，这种方法对我来说很有用。

我没有严格按照 5∶2 轻断食操作。它如此灵活非常适合我，适合自己的就是最好的。

杰西卡·莱西 (Jessica Lacey)

2 个月前，我跟 4 位美容编辑坐火车去巴黎。大家一路上都在热烈讨论 5∶2 轻断食以及它的神奇功效。

那次出差回来之后，我就开始实践 5∶2 轻断食。我每周两天只摄取 500 卡热量，其他 5 天合理安排饮食，而且无需回避高热量食物。我的这两个断食日是分开的，所以我知道，就算今天很饿，明天早晨就可以吃到非常丰盛的早餐了。

在开始实践这种断食法的头 10 天，我减掉了 1 公斤，这对我来说意义重大。之后我每周都会瘦 0.45 公斤，目前为止我已经瘦了 3.6 公斤。现在我行动更加灵活，心态更加积极，也完全掌控了自己的食量。我会将两天断食日安排在每周聚会前后，即使不小心遗忘了，也只需下周补上，而完全不觉得内疚。

在断食日，我早餐会吃水果（100 卡），午餐喝汤或吃沙拉（200 卡），晚餐吃水煮荷包蛋和蔬菜（200 卡）。

我会长期坚持这种断食法，因为在这个过程中，我能不断发现新的美食，而且乐在其中。

附录 4

The 5:2 Diet Book

轻断食和健康饮食的相关链接

为了方便那些想打印书中资料的读者，我集中了所有的相关链接。读者可以免费下载。在我的网站 kate-harrison.com/5-2diet 上你可以找到这些链接，这将大大节约你的时间！

《地平线》节目激励了我们很多人，在 bbc.in/QpdsFC 上你可以找到一些相关资料。网站上搜不到完整的节目，但能搜到一些视频片段。这个节目曾被上传到 YouTube 上，但后来因为侵犯版权而被删除，希望将来有人上传上去！

在 BBC 网站上（bbc.in/UuhPVU），有莫斯利博士写的一篇亲身体验文章，而在《每日电讯报》上也有一篇类似报道。

断食工具

我之所以能坚持断食计划，myfitnesspal.com（国内热量查询权威网站 39 健康网：http://jianfei.39.net/box/jisuanqi/。——译者注）功不可没。它上面有很多论坛和工具，还有一个适用于安卓和

iPhone 手机的强大应用程序，目前为止这个程序还是免费的。它唯一的不足之处在于，如果你断食日吃得太少，它就会给你糟糕的反馈，而你无法告知它，你只是在断食日吃得比较少而已。

詹姆斯·约翰逊博士在他的网站 johnsonupdaydowndaydiet.com 上，提供了关于他隔天断食法的很多有趣信息。如果你想知道他断食法的全部内幕，恐怕还得去买他的书看。不过他的断食法没有我们这本书提到的断食法灵活，如果你想选择一种更严格的断食法，或者深入了解其中的科学根据，说不定那种方法对你也会管用。

食　谱

《每日电讯报》对 5 : 2 轻断食进行了专题报道，而且还刊登了一些美味的食谱(bit.ly/V637jU，国内权威网站 39 健康网亦有提供：http: //fitness.39.net/tzgj。——译者注)。BBC 的 Good Food 食谱网站可以帮助你细化烹饪过程、烹饪原料、准备时间和卡路里计量，而其中的用户评论可供参考。你还可在这些评论的基础上改善食谱，也可以将自己的食谱添加进去，这样你就能创建自己的食谱文件夹。你要做的第一步就是打开这个链接，挖掘其中大量介于 200 ~ 400 卡路里之间的饭菜（bit.ly/SsvbkI）。

The Tinned Tomatoes 博客上也针对 5 : 2 轻断食提供了很多美食建议（bit.ly/TsuLYD）。

论　坛

妈妈网（Mumsnet）上的 5 : 2 轻断食论坛荟萃了众多精彩的建议和心得。在这座宝库中，你可以找到不同的 5 : 2 轻断食以及 ADF 的减肥帖子（bit.ly/Tv3xUV），这些智慧当然不只适用于妈妈们。

省钱专家论坛（The Money Saving Expert Forum）上也有很多与这一断食法相关的讨论。

Facebook 上有很多断食群。我们的群叫做“5：2 轻断食”，群里的成员都非常友好。你可以浏览里面的帖子，但必须加入群中才能发表言论。

断食研究和讨论

马克的苹果日报网站倡导“原始生活”，其中有很多关于断食的信息，包括断食法的科学研究总结（bit.ly/Uui9DP）。

Diabetes UK 网站提供了关于 GI 值和糖尿病的明确信息(bit.ly/Tv2B2Y)。网站上还有一些关于宗教断食以及断食对糖尿病的影响资讯。不过正如我所提到的，任何诊断出患有糖尿病的患者，在考虑断食之前必须跟医生沟通。

科学和医学研究

如果你想了解断食对人类和动物的积极作用以及现有争议，可以查看两篇研究文章（bit.ly/113yKL3 和 bit.ly/ShaV4h）。在 bit.ly/QsGhGF 上还有一篇关于 ADF 的报道。《每日科学》上有很多精彩文章，这些文章大多比较通俗易懂，没有过多专业术语。你可以先读 bit.ly/QpeAsS 这篇文章，再看其他链接。

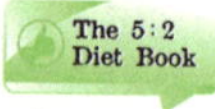

附录 5

词汇表

5 : 2(6 : 1;4 : 3)	关于断食和控制热量的不同标准，第 2 个数字通常是指你限制自己饮食的天数。
ADF	隔天断食，每隔一天就减少饮食或不吃任何东西。
Bit.ly	跟断食没什么关系。这是一种缩短长网址的有效方法。你可以直接把它输入你的浏览器来寻找我推荐的网页。
BMI	身体质量指数：用体重公斤数除以身高米数的平方。这是人们用来衡量体重是否对健康造成威胁的指标。
BMR	基础代谢率：人体在非活动状态下，维持生命所需的最低能量。
DCR	每日热量需求：根据活动水平、年龄、身高和体重计算得出的每日所需的热量水平。
Fast	“断食”通常指的是什么都不能吃。但 5 ：2 轻断食者为了方便起见，就利用它来代指限制饮食的时候。
Feast	正常饮食的时候。

权威媒体报道

英国全国性通俗报纸 《每日镜报》

与肥胖斗争了30年后，凯特·哈里森终于用一种革命性的新饮食法控制了体重。

她是“正常饮食——轻断食减重计划”的幕后策划者，这种饮食法已经帮助成千上万的人轻松减重。过去30年，凯特·哈里森一直深陷与肥胖作斗争的拉锯战中，直到她掌握这种革命性的减重方式，才开始赢得这场战争。

凯特说：“5个月内，我衣服的尺寸小了3个码，体重减轻了10公斤。我以前根本穿不下紧身牛仔裤，几天前我在购物顾问的陪同下，到英国知名百货公司德本汉姆买了好几条紧身牛仔打底裤，这实在太让人高兴了！”

去年凯特无意中在BBC看到一档介绍断食减重的方法，并由此萌生了试一试的想法。不到3周凯特就减掉了2.5公斤，更重要的是，她找到了一种能让她长期坚持下去的饮食法。

她说：“体重开始减轻后，我感到欢欣鼓舞，有一种飘飘然的感觉。我的体重减轻了，但我的社交生活没有受到任何影响。5∶2轻断食完全不同于尝试过的其他饮食法，那些方法让我生不如死。”

一周5天正常饮食、2天断食，实践5：2轻断食意味着一周中大部分时间你可以正常饮食，只需要在48小时内控制即可。

她说：“我很快就意识到这是我实践过最简单的饮食法。这种方法易于坚持，而且可以随心所欲地吃，就连外出就餐、参加派对也不用觉得愧疚。”

凯特决定在Facebook群里跟大家分享她的成功，她还收集了其他人的成功经验，然后根据自己的饮食日记写了这本书。

5：2轻断食的效果非常显著，凯特把成功归因于这种断食法的简单易行。

她说：“我不过是个普通人。我的经历跟大多数人一样，失恋、裁员、丧亲，还担心钱不够用，而让自己感觉好点的最简便方法就是吃饼干，我像很多人一样喜欢把“魔爪”伸进饼干盒，因为它就在眼前，唾手可得。

“我们大多数人都深陷吃时开心、吃完内疚的恶性循环中，这种做法一点也不健康。如果心情稍有不好就开始吃东西，你会觉得自己又失败了。”

凯特认为现在之所以有这么多人与肥胖作斗争，正是因为垃圾食品唾手可得。

她说：“小时候我们不会整天吃零食，饿的时候，正好就到了吃饭时间。现在让孩子挨饿简直有种虐待儿童的感觉，于是我们总让孩子在两餐之间吃点零食。”

凯特的饮食法取得了巨大的成功，她打算一直坚持下去。她的伴侣理查德做了肩部手术后体重也开始增加，于是他也开始实践5：2轻断食。

凯特说："现在我仍在坚持，希望再减几公斤。现在我感觉自己更健康，体力更好，心情更愉快，也更自信，我打算后半辈子一直坚持下去。"

国际领先的报纸和通信集团 《爱尔兰独立报》

减掉10公斤对于我们大多数人而言非常困难。有没有一种方法可以让我们恢复体形，而花费又较少？我们邀请《奇效5：2轻断食》的作者凯特·哈里森详细地解说一下。

我继承了母亲的大多数特质：光滑的皮肤、靓丽的秀发以及玲珑有致的身材。

随着时间的流逝，玲珑有致的身材变成了水桶型身材。我尝试过各种减肥法，包括低碳水化合物饮食法、高纤维饮食法，但结果都比之前更胖。

此外，随着父母年迈，我意识到他们遗传给我的绝不仅仅是一头浓密的头发。父母相继被确诊为患有Ⅱ型糖尿病，他们告诉我，我将来也极有可能患上这种病，如果我不减肥，患病的概率就会更高。当母亲开始接受乳癌治疗的时候，我才发现母系亲属患乳癌的风险非常高，这是我最不想要的那部分遗传基因。

对健康的各种担忧是否有助于我瘦身成功？答案是否。我热衷美食，每次吃东西时我总是带着愧疚感。从来没有想过不爱运动、专爱窝在沙发上看电视吃零食的我能掌握减肥秘诀。

5：2轻断食犹如食欲的重置键，尝试过各种极端的饮食法后，我发现这样自由简单的饮食法简直让人难以想象。我很快就意识到这种断食法将是我余生都想遵循的饮食法。

去年夏天我用谷歌搜索“断食法”，很遗憾我没有找到适合的食谱，于是决定自己写份食谱。我在 Facebook 上建了一个群，我将几个实践 5：2 轻断食的朋友也加入了这个群，不久，这个群就增长到了 100 个人。我逐个查看了每个人的 5：2 轻断食食谱，从年轻妈妈到退休夫妇，我发现每个人都有适合自己的断食法。

我越来越爱这种饮食方法。不用喝均衡膳食饮料，也不用喝白菜汤，还可以随意吃有调味品的食物、在保证营养均衡的前提下就能穿上漂亮的衣服……我有什么理由不爱它呢？

我现在的身材又如过去一样玲珑有致，谢谢妈妈！

《巴西报》

1. 首先，我需要了解一下你的情况。你多少岁？是英国人吗？是记者吗？

我今年 45 岁，是英国作家，以前在 BBC 当过记者和通讯员，过去 5 年我一直在写小说。我和我的伴侣理查德住在英格兰南部的布赖顿，去年夏天我重达 73 公斤，现在我的体重是 61 公斤。

2. 你从多大开始减肥？

我记得 17 岁第一次减肥，成年后我人生中 1/4 的时间都在减肥，我把大部分时间都浪费在担忧体形上！

3. 尝试 5：2 轻断食之前，你尝试过哪些节食法？

我尝试过各种各样的节食法：低碳水化合物法、高纤维法、在线体重监测法。刚开始节食时，体重总会有所减少，但几个月后又会反弹。使用低碳水化合物法减重后的反弹尤其严重，而且我不可能后半辈子都不吃面包或米饭！

4. 你至今仍实践 5：2 轻断食吗？

是的，我仍然在坚持，有时候我选择 6：1 断食法，一周只断食一天。度假或有重要庆祝活动时，我会随心所欲地吃喝，因为我知道我可以重新利用 5：2 轻断食稳住体重，而不会被剥夺一切乐趣。

5. 巴西有没有人实践 5：2 轻断食减重？

有。我们的 Facebook 群里就有几位成员来自巴西和拉美。每个大洲都有人实践 5：2 轻断食，人数还在不断攀升。

6. 你是否打算在巴西出版你的书？

但愿如此！我们正在与出版商洽谈，打算把本书译成葡萄牙语。这本书已经在很多国家出版，被译成了十几种语言，包括西班牙语、韩语、俄语和中文。

作者介绍

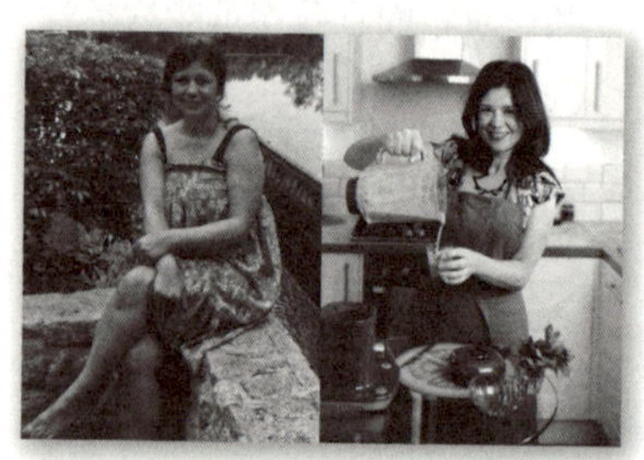

断食前　　断食后

凯特·哈里森（Kate Harrison）

5:2轻断食健康减肥践行者

我是典型的吃货宅女。有一天我看了一档关于5:2轻断食的电视节目，于是决定试试。16周里我就轻松减掉了8公斤，从此决定终身践行5:2轻断食。

我希望能找到一本给我答疑解惑的书，但是很遗憾没有找到，所以我写了这本书与大家一起分享5:2轻断食过程中遇到的各种问题。

从少女时代起我就与肥胖作战，20多年来我简直像神农尝百草试过各种方法，却始终逃不掉周而复始的梦魇，常常只能对着漂亮的派对裙发呆、对着美味垂涎三尺，还因为家族中的糖尿病和乳腺癌病史而忧心忡忡。

实践5:2轻断食后，我终于摆脱了美食对我的折磨，可以肆无忌惮地狂吃，而无需顾忌减肥大业。此外，我的牛仔裤也终于小了一号，外出度假可以完全无视卡路里，社交也可以全然不受影响，而且再也不用担心家族病史多发的乳腺癌和糖尿病了。

假如有一种断食方法可以让你在大部分时间里吃自己喜欢的美食；

可以让你的体重稳步下降；

可以让你减小患上癌症、心脏病、糖尿病和老年痴呆症的风险；

可以提升你的脑力和体力；

可以永久性地改变你对饥饿和食物的看法；

可以不用花大价钱选择特别的低热量食物；

可以非常灵活地适应你的生活方式；

可以不论男女、不论节食经验多少都能用；

可以让你愿意用一生去实践；

……

不用假如了，《奇效5：2轻断食》可以让你的所有想法变成现实。